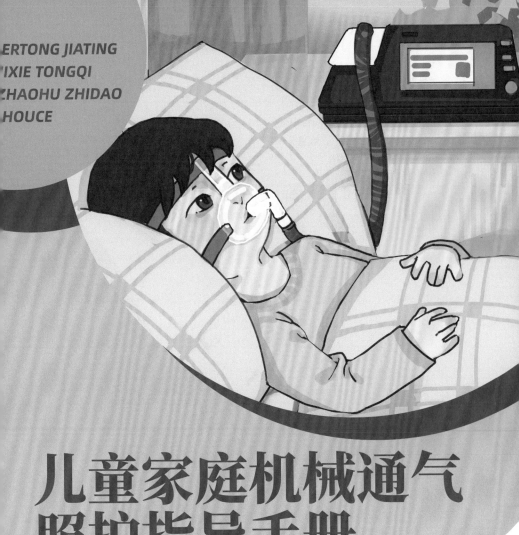

ERTONG JIATING
YIXIE TONGQI
ZHAOHU ZHIDAO
HOUCE

儿童家庭机械通气照护指导手册

主编 胡 静 陈伟明　　副主编 杨玉霞

中国出版集团有限公司

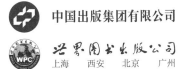

世界图书出版公司
上海　西安　北京　广州

图书在版编目(CIP)数据

儿童家庭机械通气照护指导手册/胡静,陈伟明主编.—上海:上海世界图书出版公司,2023.4
ISBN 978-7-5232-0235-7

Ⅰ.①儿… Ⅱ.①胡… ②陈… Ⅲ.①小儿疾病-呼吸器-治疗-手册 Ⅳ.①R720.5-62

中国国家版本馆CIP数据核字(2023)第037413号

书　　名	儿童家庭机械通气照护指导手册
	Ertong Jiating Jixie Tongqi Zhaohu Zhidao Shouce
主　　编	胡　静　陈伟明
责任编辑	沈蔚颖
装帧设计	南京展望文化发展有限公司
出版发行	上海世界图书出版公司
地　　址	上海市广中路88号9-10楼
邮　　编	200083
网　　址	http://www.wpcsh.com
经　　销	新华书店
印　　刷	杭州锦鸿数码印刷有限公司
开　　本	700 mm × 960 mm　1/16
印　　张	9.25
字　　数	100千字
版　　次	2023年4月第1版　　2023年4月第1次印刷
书　　号	ISBN 978-7-5232-0235-7/R · 651
定　　价	68.00元

鸣　谢

1. 十四五国家重点研发计划（2021YFC2701800，2021YFC2701805）

2. 2022年度市级医院诊疗技术及优化管理项目：儿童急危重症持续救治关键护理技术培训体系构建与应用（SHDC22022221）

3. 上海市慈善基金会——"儿童呼吸机依赖患者家庭关爱"项目（ZSBK0102）

4. 上海市申康医院发展中心——促进市级医院临床技能与临床创新能力三年行动计划，重大临床研究项目（SHDC2020CR4092）

编写者名单

主　编

胡　静　　陈伟明

副主编

杨玉霞

编　委

（按姓氏笔画排序）

王素娟　　王燕娜　　刘　盼　　李　惠　　汪庭娟

张灵慧　　张铮铮　　周　昊　　柳宇鑫　　秦　妍

曾巧钱

作者介绍

胡 静

　　复旦大学附属儿科医院护理部副主任，曾赴瑞典卡洛琳斯卡皇家儿童医院、美国匹兹堡护理学院进修学习。长期从事儿童危重症护理及管理工作。社会任职包括中国医师协会儿童重症医师分会医护协作组副主任委员、中国医师协会全国重症血液净化护理学组委员、上海重症专委会委员、《军事护理杂志》审稿专家、美国心脏协会基础生命支持导师等。主持或参与多项省市级科研项目和复旦大学校级科研项目。

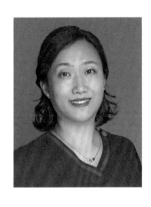

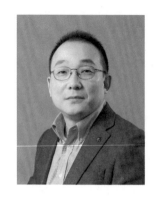

陈伟明

复旦大学附属儿科医院重症监护室主任。国内较早开展儿童血液净化及体外膜肺临床应用及流行病学研究，主要聚焦于儿童呼吸衰竭及呼吸机依赖临床诊治及研究。社会任职包括中国医师协会内镜医师分会儿科呼吸内镜专业委员会委员、上海市急诊学分会儿科学组委员兼秘书、美国心脏协会儿童高级生命支持主任导师等。主持或参与上海市申康、市科委重点项目、十二五科技部国家重大科技支撑项目等多项课题。

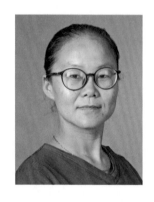

杨玉霞

复旦大学附属儿科医院PICU副护士长。主要研究方向为儿科危重症疾病护理、儿童营养及喂养、循证护理实践。社会任职包括中国妇幼保健协会儿童营养专业委员会青年委员、中国妇幼保健协会儿科急危重症护理工作组委员。入选2021年上海市"医苑新星"青年医学人才培养计划，2019年上海市护理学会优秀青年人才育苗计划。

随着医疗技术水平的不断提高，越来越多的危重症患儿得以存活。其中仍有部分患儿需要长期依赖有创或无创呼吸机，虽然这部分患儿在机械通气人群中所占的比例不到10%，但占用了该类患者>40%的住院日，消耗大量的医疗资源。同时，这部分患儿还面临着院内感染、康复、心理情感及昂贵医疗费用等问题。从20世纪70年代末开始，随着家用呼吸机的诞生，长期依赖呼吸机的患儿开始从住院过渡到院外护理。以家庭为中心的照护模式不仅使这部分患儿长期存活，而且获得了更好的生活质量。近几年，国内需要家庭机械通气的患儿逐渐增多，患儿回归家庭，家庭成员或照护者需要承担医疗护理，需要制定一套标准化的居家照护方案，为照护者提供正确的居家照护知识，确保长期机械通气患儿获得积极正确的照护支持，进一步改善患儿的生活质量。

《儿童家庭机械通气照护指导手册》汇总了长期机械通气患儿居家照护相关知识，包括气管切开患儿家庭护理、营养及喂养、家用呼吸机及家庭通气管理、家庭气道护理及管理、家庭内监护及紧急事件处理、家庭康复、家庭及社会心理支持等。该手册由专业的医疗护理人员撰写，通过专业理论知识、临床实践经验总结等对长期机械通气患儿居家照护进行了详细讲解，为长期机械通气患儿的家长提供了全面的照护知识，对改善长期机械通气患儿远期预后、提高生活质量、促进身心健康等具有重要意义。

该手册既可作为长期机械通气患儿家长居家照护的指导用书，亦可作为新进医疗及护理员工的培训讲义，是一本非常实用的工具性手册。感谢复旦大学附属儿科医院重症医学科在百忙之中组织人员撰写此书，同时也希望各位读者在使用过程中提出宝贵意见，使本书得以不断完善、充实、修订和更新，从而使长期机械通气患儿得到更优质、更妥当的照护。

复旦大学附属儿科医院重症医学科主任

2022 年 8 月

近年来，长期机械通气的患儿日益增多，部分患儿需要从住院过渡到居家护理。如何让这些患儿在家里得到更好照护成为一大挑战。在这些患儿的长期照护过程中，家长面临最主要的问题是缺乏充分的专业知识、不能做出合适的应急处理以及过重的心理负担等。由于绝大多数家长并没有医学背景，在长期机械通气儿童照护的安全性与有效性方面仍有较大欠缺，且目前国内缺乏相关书籍以及教程。为填补这一部分空白，我们编写了这部《儿童家庭机械通气照护指导手册》，目的是帮助家长和护理人员了解长期机械通气对患儿的重要性，掌握相关照护技能，能够处理简单的紧急事件，创造一个安全的家庭照护环境，以保障家庭机械通气患儿的居家安全，改善儿童和家庭的生活质量。

全书共7章，主要从气道护理、呼吸机管理、营养支持、紧急情况处理、康复训练以及心理支持等方面全面介绍长期机械通气家庭照护的要点。本书的特点是理论与实操结合，翔实易懂。每节均介绍了操作的原理，帮助家长或护理人员理解该操作的原因和必要性；随后紧跟详细的操作方法，包括操作要点与注意事项，帮助家长或护理人员在日常生活中实施照护工作。同时，书中还附有大量图表，可以帮助家长或护理人员更好地理解相关照护内容。此外，本手册还包括一些家用呼吸机的实用提示，但请注意，这不是一份包含所有类型呼吸机信息的指南，有些信息可能不适用于所有患儿或家庭，本手册不能取代厂家的操作手册。我们希望这些材料对大家有所帮助。

对于家长来说，长期机械通气患儿的居家照护是一件持久且繁杂的工作，同时居家照顾患儿也是一种积极而美好的经历。为保障家长或相关护理人员能顺利地承担居家照护工作，在出院前认真阅读本书并接受相关培训将会大有裨益。由于篇幅有限，本书对于如何正确操作的讲解未能面面俱到。读者若有不理解之处请及时咨询医生，寻求更专业的帮助。

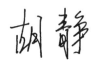

2022 年 8 月

目 录

目 录

儿童气管切开术后居家护理　　第一章

气管切开术的应用十分广泛，儿童气管切开术常应用于气道保护功能降低或反复误吸的疾病，如中枢神经系统、外周神经肌肉疾病、慢性呼吸系统疾病等需要长期机械通气患儿。患儿气管切开术后正常的生理结构被打破，鼻腔和口腔的过滤加温功能丧失，家属和患儿需要对气管造口进行规范和细致的护理，才能预防气管切开术后各种并发症的发生。在患儿出院后，家属和患儿往往难以应对家庭护理需求。因此，患儿在出院前应接受相关教育和培训，以此降低出院后气管切开并发症和意外事件的发生。

第一节 / **居家环境要求**

家属对气管切开或机械通气患儿的居家照护是非常陌生的，在为患儿布置家庭照护环境时往往不知所措，为了长期机械通气[①]（proloryed mechanical ventilation，PMV）患儿能够成功地从医院回归家庭，家庭环境必须满足居家照护要求。因此家属需要了解居家照护的环境要求及注意事项，为孩子创造一个安全的家庭照护环境，保障孩子的居家安全。

一、清新的空气

家里应该具备较好的采光和通风设备，保证空气流通和清新。门窗不要关闭严实，以保持空气流通。因为新鲜和清洁的空气利于肺部呼吸和气体交换，保证心脏具有充足的供氧。卧室跟厨房要有一定的距离，并在厨房安装抽吸油烟的设备，尽量不使油烟污染卧室，同时室内要严禁吸烟。

[①] 长期机械通气指连续依赖有创或无创呼吸机超过21天，每天呼吸机支持时间超过6小时。

二、适宜的温度

在适宜的室温下患儿可以感到舒服、安宁，能减少消耗，利于散热。室温一般以 18～22℃ 为宜。房间可配有温度计，以便随时评估室内温度并加以调节，满足患儿身体舒适的需要。

三、宽敞的空间

在布置家庭照护环境时，需要确保将所有相关设备放在一个房间内，因此需要有一个足够大的空间，可将所有设备都放在照顾者伸手可及的地方。选择光线充足、照明良好的房间，准备患儿单独睡觉的小床，呼吸机周围需留取足够空间，保证各种治疗，如用药、吸痰等操作空间。另外，可以在呼吸机旁边放置一张舒适的椅子，以便照顾患儿的家属能随时观察患儿情况。此外，还需要确保为处理紧急事件相关设备（例如，应急抢救包）留出足够的空间，以便于随时取用。

四、清洁的环境

保持环境干净、整洁、无尘，温度、湿度适宜。尤其是对于气管切开患儿，最好保持环境中没有任何宠物毛发和灰尘，以避免任何污染物掉入患儿气道内影响通气。

五、安全的环境

患儿日常所需设备（例如，呼吸机、雾化器、制氧机等）及抢救所需设备较多，故需要准备足够多的电源插座及应急备用电源，避免停电等意外事件发生。为患儿所需其余物品（例如，药品、备用装置等）配置一个整洁有序的存放地也十分有用（例如，带有标签的抽屉或推车等）。此外，还应确保有一张紧急联系电话号码列表张贴在床附近的某个地方，准备随时可以一键拨打急救电话。

第二节 儿童气管切开术

气管切开术是指切开气管壁，放置一个人工管道与外界相通，以保持气道通畅，帮助呼吸的一种手术方式。近年来，随着新生儿和儿童重症医学的快速发展，儿童气管切开术已经成为儿童慢性复杂性疾病（例如，各类慢性神经肌肉疾病等）综合治疗的一部分，气管切开术后通过气切造口更易于清理患儿气道分泌物，配合呼吸机使用，预防或者治疗肺部感染，同时减少呼吸无效腔，降低呼吸做功，纠正呼吸衰竭。

一、气管切开手术方式

目前临床常用的气管切开手术方式分为经皮扩张气管切开术和常规手术气管切开术。

1. 经皮扩张气管切开术

经皮扩张气管切开术是能够较为快速在床旁建立人工气道的一种手术方式，选择第2、3或第3、4气管软骨环的体表投影位置为穿刺点，将皮肤横切一个2 cm的切口。穿刺针引导下置入外套管，确定外套管在气管内，通过导丝置入气管切开管，吸出气管中的痰液和血液。将气囊充入适量气体，连接呼吸机，固定气管切开管。

目前对于成人，经皮气管切开术已经很大程度上取代了传统的开放性术式，成为一种安全、简单的床旁手术，但很少用于儿童，特别是婴幼儿。原因为确定解剖结构困难、操作过程中气管后壁损伤风险大以及意外脱管后重置导管失败风险高等。总之，目前尚缺乏足够的证据证明经皮气管切开术在儿童中的益处，儿童气管切开首选的术式仍是传统的开放性气管切开术。

2. 传统手术气管切开术

传统手术气管切开术是儿童气管切开主要手术方式。患儿采用仰卧位，肩下垫枕并使头部后仰、颈保持正中位，颈前正中线自胸骨上窝约1 cm处至环状软骨下缘为切口线，切开皮肤后逐层分离皮下组织、颈前肌群，以暴露气管前壁，直视下切开3～5气管软骨环，撑开气管前壁，放入气管导管，逐层缝合伤口，固定气管导管后结束手术。气管切开术为Ⅲ°及以上喉梗阻、气道廓清功能障碍、家庭呼吸机应用提供安全的人工气道。

传统气管切开术在临床应用中存在操作时间长、操作步骤繁杂、操作环境要求高，术后偶尔可见皮下气肿、气胸、出血等并发症。

二、常见适应证

儿童气管切开术可能是暂时的，也可能是永久的，这取决于患儿气管切开的原因（图1-1）。有文献报道儿童气管切开的指征主要包括：① 急性或慢性上呼吸道梗阻；② 需要长期机械通气（PMV，连续机械通气≥21天，且每天呼吸支持≥6小时）；③ 无上气道保护能力，容易误吸；④ 需要长期气管插管的喉气管狭窄；⑤ 减少无效腔、降低气道阻力以达到撤离呼吸机的目的。

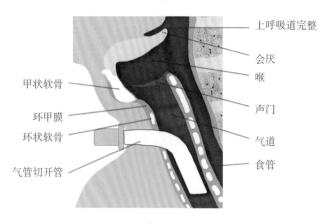

图1-1 气管切开解剖示意图

三、气管切开术后生理功能的改变

通常由鼻子和口腔提供空气过滤、纤毛清除、加热和湿化等保护功能。正常情况下，儿童在接受气管切开术后，正常生理功能和结构被打破（图1-2）。因此，接受气管切开术的患儿可能会出现频繁咳嗽、肺部反复感染、分泌物干燥等问题。其生理功能改变包括：

1. 有利方面

（1）呼吸道无效腔减少50%以上，成人无效腔气量可以从

150 mL 减少到 50 mL，儿童可以减少 1 mL/kg，从而增加肺的有效通气量，有利于气体交换。

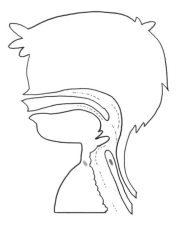

图 1-2　正常呼吸状态

（2）减少了气道阻力，尤其是喉梗阻患儿，因阻力增大，呼吸困难时呼吸肌本身的耗氧量可以从正常静息状态下占全身的 5% 上升至 50% 左右。气管切开术后气道阻力减少，减轻患儿的呼吸功的体能消耗和耗氧量，增加重要器官供氧，利于疾病的恢复。

（3）气管切开后便于清除下呼吸道的分泌物，使呼吸道保持通畅，有利于改善肺的通气和换气。

（4）便于呼吸机依赖患儿气道管理，可通过气管切开管连接呼吸机进行辅助呼吸，加压给氧或气道内局部用药。

2. 不利方面

（1）因呼吸不再经过口鼻，失去了鼻腔对呼吸的加温加湿功能（图1-3）。

- 失去了鼻腔对空气的加温作用。特别是黏膜中的海绵状血管，当冷空气经过鼻腔时则发生热交换，将气流温度提高。由于气管切开后失去

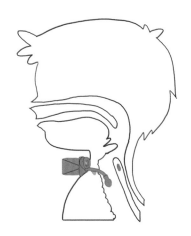

图 1-3　气管切开后呼吸状态

鼻腔加温湿化功能，冷空气直接进入下呼吸道，使其黏膜血管收缩，血供减少，局部抵抗力下降，易致感染。

- 失去了鼻腔对空气的加湿作用。气管切开术后因空气未被加湿，导致下呼吸道分泌物黏稠，纤毛运动功能障碍，分泌物不易咳出而结痂，最后可以导致下呼吸道炎性病变，阻塞气管，导致出现呼吸困难。

- 失去了鼻腔对吸入空气的清洁作用。气管切开术后吸入的空气未经鼻腔的清洁作用而直接由气管导管处吸入，空气中的细菌与病毒也进入下呼吸道，容易引发肺炎。

（2）因气流途径改变，影响声门关闭，致咳嗽功能下降，分泌物不易咳出，易造成气道阻塞，或进食不慎可导致气道异物。

（3）因气流途径改变，声带不能振动，术后患儿发声困难，造成患儿语言发育滞后。

第三节　气管切开后家庭护理

一、物品准备

患儿气管切开后需要接受长期家庭护理，在出院前做好家庭护理相关物品准备非常关键。为了保障出院后能顺利过渡至居家照护，出院前每位气管切开患儿和照顾者应该和床位医生及护士仔细核查物品完整率。在用物准备完善的同时，应确认和掌握家庭护理物品的使用方法及操作流程。

出院前应准备好家庭护理用品，并且将所需物品按顺序摆放，方便居家护理时能够及时获取。所需物品按照表1-1准备。

表1-1　物品清单列表

操作项目	所 需 物 品	用 途
气管切开造口护理	• 一次性无菌手套、手消毒液 • 无菌棉球、棉签 • 皮肤消毒剂、清洁剂、生理盐水 • 无菌开口纱布、特殊伤口敷料（出院前遵循伤口造口师意见） • 气管切开固定带 • 小剪刀	• 清洁双手，保证操作过程中清洁 • 清洁气管切开造口周围皮肤，防止感染 • 保证气管切开造口固定牢固，同时保证患儿舒适
吸痰护理	• 一次性无菌手套、手消毒液 • 吸痰管（出院前请和医生确认型号） • 电动吸痰器 • 生理盐水、灭菌注射用水	• 保持手卫生 • 确保气道通畅
氧疗护理	• 家用制氧机 • 吸氧管 • 急救呼吸球囊	• 维持患儿血氧饱和度在正常状态，防止吸痰过程中出血缺氧 • 应对意外状况
监护设备	家用脉氧监护仪	• 监护患儿生命体征 • 保障居家护理安全

注：① 出院后，若伤口无特殊感染应使用生理盐水做伤口清洗剂，切勿使用医用乙醇（酒精）进行气管切开造口消毒。② 若气管切开附近出现伤口应使用伤口敷料，可以选择泡沫敷料和脂质水胶体硫酸银敷料，保护伤口。

二、气管切开造口护理

1. 气管切开造口皮肤护理

患儿出院后，每日进行有效安全的气管切开造口护理至关重要。

（1）气管切开造口皮肤护理流程：

- 洗手，准备好所有物品，并将其平铺于干净的桌面上。

- 剪两段长度适宜的气切套管固定带（对折后能环绕患儿的颈部）。

- 让患儿保持仰卧位，将枕头或其他柔软物品垫于他肩部。

- 穿戴一次性手套，让另一个人用手固定患儿的气切套管。

- 从气切套管的一侧解开固定带，并移除固定带。

- 使用蘸有生理盐水的棉球或棉签轻轻擦洗造口周围的皮肤，由内向外进行擦洗。

- 更换气管垫纱布或使用伤口造口敷料。

- 更换并且固定气管切开固定带。

- 气管切开固定带固定后，应确保颈部固定带与患儿颈部留有一个小指的空间，避免皮肤发生压力性损伤。

- 在清洁造口皮肤时，应观察造口部位皮肤情况，如果出现红肿、分泌物，或患儿出现疼痛，应主动联系专业护理人员。

（2）气管切开护理注意事项：

- 每天至少进行2次气切造口部位的护理。

- 根据实际情况（分泌物多、潮湿等），可增加气切口处护理次数。

- 保持皮肤清洁干燥，如有异味、渗血、皮肤红肿等，及时来院就诊。

2. 气管切开造口清洁手法

使用棉签轻轻清洗气管切开造口周围皮肤，清洁顺序应由气管切开内部开始，向外工作。将棉签放在气管切开造口附近，并将其从气切口处滚动约1 cm。更换使用过的棉签，始终使用干净的棉签在2、4、6、8、10和12点时钟的位置所在的气管造口周围移动进行清洁（图1-4）。

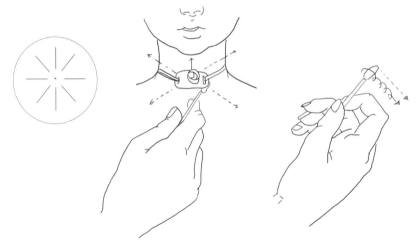

图1-4 气管切开造口皮肤清洁手法

3. 气管切开日常护理

（1）日常洗脸、洗头：

- 背对花洒，并将花洒保持在胸部以下。

- 若是使用盆浴，水要浅。小心避免洗澡水进入气管切开套管。

- 如若气切伤口沾湿，请参照"气管切开造口皮肤护理"内容。

（2）气管切开患儿日常着装：

- 衣领宽松即可，防尘遮挡的同时达到美观的效果（建议棉制衣物）。

- 避免紧身圆领、高领衣物；脱毛、起毛的衣物。

（3）注意事项：

- 出门前充分吸痰，保持气道通畅。

- 携带气管切开护理包（手动吸痰器、吸痰管、人工鼻等物品）。

- 佩戴人工鼻，避免冷空气刺激及阻挡灰尘或污渍。

- 夏季气管切开切口要做好遮挡，防止吸气时蚊虫进入气道。

- 避免去人员过多的场所，减少交叉感染。

- 切勿在气管切开患儿周围吸烟，禁止使用香水、粉扑或喷雾剂。

- 外出时间不宜过长，适度活动。

- 患儿外出，家属做好全程陪护。

三、气管切开管套囊压力管理

带套囊的气管切开管通常用于需要使用呼吸机的儿童。如果患儿正在接受正压机械通气，请保持患儿的气管切开套囊压力，并且做到每日核查气管切开套囊压力范围。这一点对于机械通气儿童很重要，当套囊被充满时，空气不会在气管切口周围泄漏，能保障你的孩子获得足够的潮气量。一旦患儿脱离呼吸机，这时建议更换无囊的气管切开套管，或者对套囊放气（图1-5）。

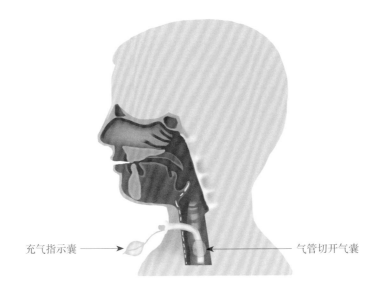

充气指示囊 ⟶ 　　　　　⟵ 气管切开气囊

图1-5　气管切开管囊压监测示意图

1. 物品准备

（1）注射器（出院前请和护理人员沟通，确认套囊压力和毫升量，通常是2 ～ 6 mL）。

（2）压力监测设备，压力可维持于20 ～ 25 cmH₂O。

2. 使用方法

（1）测压前请先充分吸痰。

（2）注射器连接到套囊阀门上。

（3）抽尽套囊内空气。

（4）缓慢注入空气。

（5）按照出院前护理人员推荐的套囊容量进行充气。

（6）评估气囊压是否合适。若有压力监测设备，确保气囊压维持在 20 ~ 25 cmH$_2$O；若无压力监测设备，可以使用指触法来判断气囊压力是否合适。具体操作和判断方法包括：手指轻微挤压气囊，挤压手感与鼻尖相似，则压力处于合适范围；如果挤压手感与额头相似，说明压力可能偏高；如果与嘴唇相似，提示压力可能偏低。

四、患儿气管切开管更换

1. 气管切开管更换评估

（1）建议家长定期前往医院五官科进行造口评估，常规在出院后 1 ~ 3 个月进行五官科随访。

（2）套管更换频率应根据气管切开管材质或遵说明书使用，在出院前应和五官科医生或护士确认更换频次，同时做好门诊随访。

2. 气管切开管更换

（1）套管更换应由医生或在医生指导下更换，禁止在家中自己更换气管切开管。

（2）如发生紧急意外事件（如脱管或者气管切开管堵塞）等情况，应使用备用套管，按应急流程处理。

3. 紧急事件处理

（1）为避免紧急脱管或意外堵管后的再置入困难，出院前应准备 1 根小一号的气管切开造口管。

（2）出院前，做好呼吸球囊复苏急救培训，当发生意外或紧急事件时，应使用复苏球囊给氧，同时拨打120急救电话，请求紧急援助。

五、加温湿化技术

为了防止由于空气干燥、灰尘或空气中含有的有害物质刺激气道，气管切开手术后儿童需要安装人工鼻进行加温湿化，接受机械辅助通气儿童应给予主动加温湿化装置。合适的加温湿化装置和技术能代替和补偿人体所需要的温度和湿度，减少痰液结痂、黏液堵塞和气管切开堵塞的风险，提高气管切开患儿的舒适度。

1. 选择正确的加温湿化方式

（1）对于不使用呼吸机的患儿，应佩戴一次性湿热交换器（人工鼻），进行被动加热及湿化。

（2）对于使用呼吸机的患儿，应使用湿化器对呼吸机送出的气体进行加热湿化（见第三章）。

（3）进行雾化操作时，应有照顾者陪同，雾化过程中如果发生分泌物过多阻塞气道或呼吸困难表现，因及时清理分泌物或暂时停止雾化操作（见第四章）。

2. 湿热交换器

（1）工作原理。被动湿热交换器通常称为人工鼻（图1-6）。通过填充介质氯化锂和氯化钙截留呼出气中的热量和水分，并用于加温湿化下次吸入气体。

（2）选择合适的人工鼻型号。目前人工鼻常见规格分为三类：新生儿型、小儿型和成人型。新生儿型无效腔量2.5 mL，小儿型和

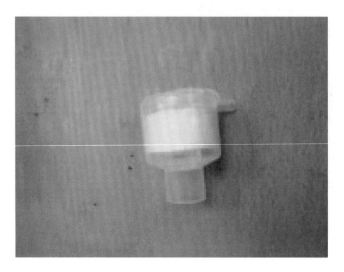

图1-6 人工鼻示意图

成人型分别是10 mL和50 ～ 100 mL。

（3）如果需要氧气，使用带有氧气附件的人工鼻。通过氧气管将端口与氧气源（家庭中通常连接制氧机提供的氧源）连接。

（4）氧流量设置，应在1 ～ 2 L/min，或者可以根据家用脉氧仪监测的氧饱和度水平及患儿的需求调节。

（5）定期检查人工鼻，确保没有分泌物。如果分泌物堆积，及时更换人工鼻。戴上人工鼻之后，观察患儿的呼吸变化。如果患儿的呼吸速度比平常快，应及时取下人工鼻。

（6）如果患儿的分泌物变浓稠，可能需要缩短使用人工鼻的时间。如果分泌物太多，则可能需要停止使用人工鼻，并且寻求其他湿化方式（如雾化）。

（7）更换人工鼻的频次。48 ～ 72小时应更换人工鼻。每天做好评估，如果分泌物多，污染或堵塞人工鼻，应及时更换。

第四节 / 气管切开术后不良事件和并发症观察

儿童气管切开术后管理内容可大致分为两大类：气管切开术后的常规管理和气管切开相关不良事件的预防与管理。据文献报道，导致气管切开患儿死亡最常见的3个原因是气切套管阻塞、更换气管切开套管时无法置入和意外脱管。因此，在护理出院后的气管切开儿童时，应特别警惕此类不良事件的发生。

为了提高气管切开儿童的生活质量，减少出院后意外事件发生和并发症的发生率（表1-2），气管切开儿童出院前对其家属应进行居家照护流程的培训及考核，通过有效的院内培训、考核，可以提高照顾者出院后护理气管切开患儿的信心，保障患儿居家护理安全。

表1-2　患儿出院后可能发生的情况识别、原因及处理方法

常见并发症	发生原因	居家识别	处理方法
造口堵塞	• 痰液黏稠、结痂 • 肺部感染	患儿呼吸费力，经皮氧持续下降，呼吸机潮气量小于正常值	• 有效吸痰和气道护理 • 定期更换气管造口管
意外脱管	• 造口固定带未妥善固定 • 护理操作过程导致脱管患儿烦躁或行为问题	呼吸机使用状态下有明显的漏气声，患儿呼吸费力，经皮氧持续下降	• 使用气管切开固定带妥善固定 • 特殊护理操作可由2人配合 • 加强对患儿的教育

（续　表）

常见并发症	发生原因	居家识别	处理方法
肉芽组织增生	• 伤口感染 • 气管切开造口反复摩擦	若肉芽组织堵塞气道，患儿呼吸费力，经皮氧持续下降，呼吸机潮气量小于正常值	• 加强气管切开造口护理 • 预防感染，可使用局部抗生素 • 造口妥善固定，避免牵拉
气管造口瘘	长期留置气管切开造口导致	患儿呼吸费力，经皮氧持续下降，呼吸机潮气量小于正常值，胃肠道胀气	通过手术干预
造口上肉芽肿	长期气管切开相关	肉眼观察到气管切开口附近出现鲜红色、颗粒状、柔软的组织	根据肉芽位置及大小，可观察或手术治疗
气道黏膜损伤	• 频繁吸痰 • 感染	吸痰过程中存在红色或暗红色分泌物	• 规范吸痰，确定吸痰深度 • 抗生素使用

参考文献

［1］何刚，冯奚余.小儿气管切开术33例临床分析.临床耳鼻喉头颈外科杂志，2013，27：98-100.

［2］Hertzog DTTCJ. Hospital Discharge of Respiratory Technology Dependent Children: Role of a Dedicated Respiratory Care Discharge Coordinator. Respir Care, 2006, 51: 744-749.

［3］Flynn A P, Carter B, Bray L, et al. Parents' experiences and views of caring for a child with a tracheostomy: A literature review［J］. Int J Pediatr Otorhinolaryngol, 2013, 77(10): 1630-1634.

［4］Joseph R A. Tracheostomy in Infants: Parent education for home care［J］. Neonatal Netw, 2011, 30(4): 231-242.

患儿营养及喂养　　第二章

　　营养及喂养支持对改善长期机械通气患儿的预后十分重要。喂养不当在接受长期机械通气患儿中比较普遍，营养支持或喂养不当导致的营养不良或肥胖是肌肉容量降低、力量减弱、呼吸肌疲劳、热量需求增加患儿依赖呼吸机的重要原因。适当的营养及喂养支持是接受长期机械通气患儿最重要治疗之一，有助于改善营养状况、提高肌肉容量和力量、尽快实现脱离呼吸机或减少每日机械通气时间、改善长期机械通气患儿的预后。因此，长期机械通气患儿的家庭照护者需掌握日常喂养的护理能力。

第一节／家庭机械通气患儿营养概念

家庭机械通气患儿病情进入稳定期或恢复期，胃肠功能逐渐恢复，逐步过渡到完全肠内营养。在这一过程中，应反复评估患儿经口进食的能力。能经口进食的患儿，应逐渐由流食、半流食过渡到普通饮食；不具备经口进食能力的患儿，则应继续管饲喂养，其中鼻胃管喂养是主要的管饲喂养方式。吞咽障碍和误吸是接受家庭机械通气患儿实现经口喂养的主要障碍。

一、肠内营养概念

肠内营养：是经胃肠道提供代谢需要的营养物质及其他各种营养素的营养支持方式。肠内营养的途径有口服和经导管输入两种，其中经导管输入包括鼻胃管、鼻十二指肠管、鼻空肠管和胃空肠造瘘管。

二、鼻饲喂养概念

鼻饲喂养是肠内营养主要方式之一，其方法是将一根细细的管子经一侧的鼻腔插入胃内，从管内灌注流质食物、水和药物的方法。目的是为了不能通过口腔进食的患儿获得足够的营养。科学、规范的鼻饲护理是保证肠内营养安全有效的基本条件。部分家庭机械通气患儿出院时仍存在喂养困难或经口喂养摄入不足的情况，需要带鼻饲管回家。因此，这些患儿的居家喂养安全问题尤为重要。

第二节 患儿喂养及实施

如果患儿在住院期间，需要鼻饲喂养，那么护士会完成患儿的喂养工作，患儿家属需要看护好患儿的管子，不要让它意外拔出。

如果患儿需要留置胃管出院，那么患儿置管期间的居家照护，需要做好以下工作：

一、胃管固定

鼻饲前评估胃管固定是否良好，有无移位。患儿面部应清洁，无胶布残留及污渍，胶布、敷贴固定无卷边及浮起。鼻翼与面部之间鼻饲管空隙合适。如果未妥善固定，应予重新固定。鼻胃管固定具体方法：采用水胶体敷料保护皮肤，剪裁大小选择适宜，边缘圆润，鼻饲管固定在水胶体敷料上；敷贴大小合适，固定良好，导管无滑动，粘贴范围超过水胶体敷料范围（图2-1）。

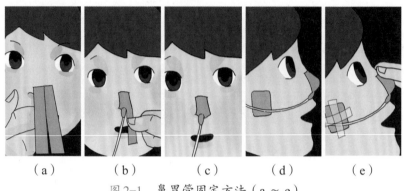

（a） （b） （c） （d） （e）

图2-1 鼻胃管固定方法（a～e）

二、确认胃管位置

鼻饲前要确认胃管是否在胃内，可抽取0.5～2 mL胃液滴在pH试纸上（图2-2），看pH值确认，pH<5.5提示鼻胃管位置在胃内；也可将听诊器放在孩子的胃部（图2-3），使用20 mL注射器抽5～10 mL空气，通过胃管快速注入，听是否有气体进入胃内的"咕咕声"，若未听到要警惕胃管是否不在胃内；还可抽取胃液进行确认（图2-4），若未抽出胃液要警惕胃管是否不在胃内。选用2种以上的方法确认胃管是否在胃内。如果发现胃管不在胃内，建议拔除胃管重新置管。

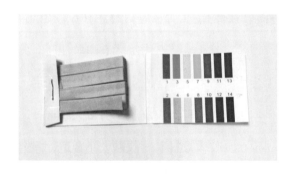

图2-2 pH试纸检测

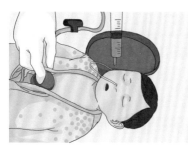

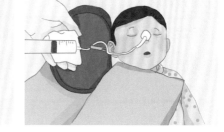

图2-3　听气过水声　　　　　图2-4　回抽胃液

三、营养制剂准备

营养制剂温度要适宜，一般取38～40℃，家长可在鼻饲前滴几滴营养液在手腕内侧或贴到脸上评估温度，以不烫为宜。鼻饲液温度过冷或过热均会导致患儿胃肠道不适，发生腹泻、呕吐等情况。

四、管饲喂养方式

1. 推注法

用肠内营养注射器缓慢将肠内营养制剂推注入胃肠道进行肠内喂养的方式。适用于胃排空基本正常、经口或经鼻胃管喂养者，但不宜用于胃食管反流和胃排空延迟者。需注意推注速度。

2. 间歇输注法

通过输注-休息的周期循环提供肠内营养制剂的方式，即间隔1～4小时缓慢输注，每次输注的时间持续30分钟至2小时（建议用营养泵输注）。适用于胃食管反流、胃排空延迟和有肺吸入高危因素的孩子。

3. 持续输注法

不间断输注肠内营养制剂，每日输注时间为16～24小时。适用于胃食管反流、胃排空延迟、胃肠动力不足、吸收障碍、间歇输注不耐受者。如胃潴留量大于每小时输注量的2倍时，应当减缓喂养速度或喂养的增加速度。

4. 鼻饲过程

鼻饲前更换尿不湿，如有雾化吸痰等治疗时，完成雾化吸痰再进行鼻饲。鼻饲前还需确认胃管位置，回抽胃内容物，观察胃内容物颜色及量。如果胃潴留量小于喂养量的二分之一，予补足喂养量；如果胃潴留量大于喂养量的二分之一，予暂停一次喂养，如果胃内容物为咖啡色或血色，需暂停喂养，并带患儿到医院就诊。使用胃管喂养的方式是将患儿抱起，或抬高上半身30°～45°，将抽吸好奶的注射器连接鼻饲管，缓慢推注，推注过程中应注意观察患儿面色、呼吸和神志的改变，观察有无呛咳或者呼吸急促的表现。如果有连续呛咳，应立即停止鼻饲。如果喂养过程中出现呛咳、面色青紫，在医院的患儿立即呼叫医务人员，在家的患儿立即拔除胃管，取侧卧位，轻拍背部，观察孩子的面色呼吸情况，必要时就近医院就诊。

5. 鼻饲速度

鼻饲速度以自然引流为宜（图2-5）。鼻饲速度不宜过快，每次持续15～20分钟，推注速度过快会导致患儿发生不耐受引起呕吐。

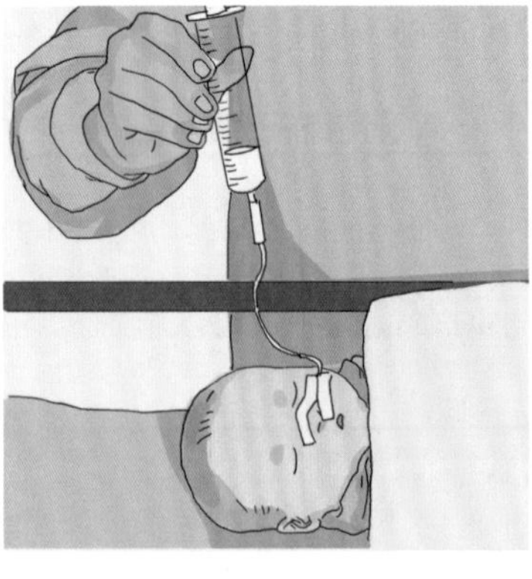

图2-5　鼻饲方法

6. 鼻饲后

（1）用温水冲净鼻饲管内剩余鼻饲液，无奶液回溢。

（2）将鼻饲管开口反折，按照规定闭合。

7. 鼻饲喂养并发症观察与处理

鼻饲喂养并发症包括技术性、胃肠道及代谢性等并发症，居家照护中能识别出这些并发症，找出相关原因，进行预防及处理是非常重要的，详见表2-1。

表2-1　常见鼻饲并发症识别、原因及防治措施

类别	并发症	居家识别	可能原因	防治措施
技术性	喂养管阻塞	喂养管不通畅，食物不易注入，回抽无液体	不及时冲洗喂养管	及时冲洗喂养管
	喂养管移位	喂养管位置、深度及刻度改变	操作失误、固定欠妥	合理固定与标识，严密监测
	黏膜糜烂	喂养管处黏膜受到损伤，表面出现溃疡、糜烂	喂养管管径太粗、材质过硬、留置时间过长	长期喂养改用造口，选用优质合适管径的喂养管
	呼吸困难	呼吸费力、张口呼吸、鼻翼翕动、呼吸快、不能平卧等	管饲速度过快，胃过度膨胀	调整输注速率
	吸入性肺炎	有误吸高风险患儿，突然出现刺激性咳嗽、咳痰，呼吸困难或反复发热	输注速度过快、输注时体位不当、神经功能损伤、咽反射消失、食管下段括约肌无力、喂养管管径过粗、胃潴留、导管置于胃与食管连接处之上	积极治疗胃食管反流，选择半卧位、空肠喂养、调整输注速率、防止喂养管位置异常

（续　表）

类别	并发症	居家识别	可能原因	防治措施
胃肠道	腹泻	大便稀薄，排便次数增多	输注速度过快、高渗溶液配方、配方中加入了具高渗能力的药物、胃管移位进入小肠、胃排空功能紊乱、对液体膳食不耐受、血清蛋白过低、继发感染或抗生素相关性肠炎	减慢输注速度，更换配方，确定喂养管位置，抗感染等
	呕吐	胃内容物或部分小肠内容物通过食管逆流经口排出	输注速度过快、胃排空延迟、胃排空功能紊乱、胃食管反流、导管于胃与食管连接处之上	右侧卧位或斜靠以及胃肠动力药物可以增强胃排空能力
	便秘	每周排便次数小于3次，排便困难，粪便干结、量少	膳食纤维及液体摄入不足，卧床不活动，生理功能障碍	增加液体摄入、应用非可溶性纤维素、软化剂
代谢性	脱水	前囟凹陷，眼球凹陷，尿量减少，皮肤干燥、弹性减弱，口干，口渴感	浓缩配方、液体摄入不足、液体丢失增加	及时补充液体
	电解质紊乱	体内钾、钠、氯等离子水平不在正常范围之内，偏高或偏低	水分过多或过少、腹泻、肾功能不全、再喂养综合征、胰岛素不足	纠正紊乱，解除病因
	再喂养综合征	长期饥饿后再提供喂养，出现与代谢异常相关的严重水、电解质失衡、葡萄糖耐受性下降和维生素缺乏等表现	重度营养不良或长期禁食患儿再次喂养时	长期禁食或重度营养不良者逐渐增加营养供给

8. 鼻胃管意外脱出处理

鼻胃管更换时间，应根据产品说明书，一般普通塑料胃管7天更换一次，硅胶胃管42天更换一次，置入胃管请去专业医院寻求帮助。给患儿做好宣教或约束，防止鼻饲管的意外拔出。如果胃管不慎脱出，切不可盲目自行回插，或在拔出的情况下继续使用，此时应带患儿去医院重新置管，以给予充足的肠内营养支持。

第三节 家庭营养素制作

家庭机械通气患儿饮食分普食、幼儿软食、半流质和流质。

一、普食

与正常儿童膳食基本相同。

1. 适用儿童

适用于经口喂养的4岁以上家庭机械通气患儿，无消化道疾病及咀嚼吞咽困难等情况。

2. 膳食原则

（1）必须是热量充足，各种营养素齐备的平衡膳食。

（2）食物必须鲜美可口，色、香、味均佳，促进儿童食欲。

（3）每日四餐（早、中、晚饭，下午点心）。

（4）每日热量供应：6 694 ～ 9 623 kJ（1 600 ～ 2 300 kcal）。

（5）根据患儿饮食习惯，并考虑市场供应及经济条件。

3. 可用食物

一切正常膳食中的食物，均可采用。

4. 禁用食物

油炸或过硬的食物，含粗纤维较多的蔬菜、刺激性强的调味品等。

二、幼儿软食

这种膳食是介于普通饭与半流质之间的一种膳食。

1. 适用儿童

适用于2 ～ 4岁经口喂养的家庭机械通气患儿，若4岁以上有消化道疾病、牙齿松动、换牙咀嚼力差时也可选用；较大患儿根据年龄酌情增加膳食量的1/4 ～ 1/3。

2. 膳食原则

（1）必须是热量充足，各种营养素齐备的平衡膳食。

（2）每日热量供应：6 694 ～ 8 368 kJ（1 600 ～ 2 000 kcal）。

（3）每日应保证5餐（早、中、晚饭，上午点心、下午点心）。

（4）肉类、蔬菜等必须切碎，制软，易于消化咀嚼，过硬的水果可切片煮软。

（5）每天应保证有一定量奶类摄入。

3. 可用食物

和普通膳食中的食物相同。

4. 禁用食物

一切油炸、过硬食物及含粗纤维多的蔬菜、水果等。各种酱菜、榨菜、过硬类以及强烈刺激性调味品等。

三、半流质

这种膳食是介于幼儿软食与流质之间的一种膳食。

1. 适用儿童

适用于经口喂养的6个月～2岁家庭机械通气患儿，或2岁以上咀嚼困难有轻度消化道疾病患儿。

2. 膳食原则

（1）食物宜煮软、烧烂，呈半流质状态，便于咀嚼和吞咽消化。

（2）每日应保证五餐（早、中、晚饭，上午点心、下午点心）。

（3）除保证每日热量的需要外，各种营养素应齐备。

（4）每日应供应热量4 184 ～ 6 276 kJ（1 000 ～ 1 500 kcal）。

（5）各种食物应选用含粗纤维极少者。

3. 可用食物

主食选用粥、面条等，副食可选用瘦肉、肝、鸡、鱼、虾、蛋等，还可用乳类及其制品，豆类食品等。

4. 禁用食物

含粗纤维较多的蔬果，刺激性强烈的调味品及油炸食物、酱菜等。

四、流质

这是一种液体或在口中融化为液体的膳食（表2-2）。

（1）家庭机械通气管饲喂养患儿以配方奶为主。

（2）常用肠内营养制剂种类。胃肠功能良好的患儿予整蛋白营养制剂，胃肠功能不全的患儿予短肽类营养制剂，不能耐受短肽营养制剂的患儿予氨基酸类营养制剂。

第四节 / 喂养不耐受及处理

一、喂养不耐受定义

喂养不耐受常指肠内喂养后频繁呕吐（≥3次/天），腹胀、营养液增量期间营养液不增或减少>3天，胃潴留（胃潴留大于前次喂养量的1/3），非计划性中止喂养大于2次、腹泻（粪便次数>6次/天）。

二、喂养不耐受评估

可以根据评估表进行喂养不耐受评估，表2-3中患儿如果有一

表2-2　肠内营养制剂种类

每100 mL	早产儿奶雀巢	PDF雅培	PDF美赞臣	新生儿(1段)惠氏	新生儿爱他美	纽康特	纽太特	蔼儿舒	纽崔星	小百肽	小安素	5%糖牛奶	牛奶奶糕亨氏米粉	匀浆
热量(kcal)	82	73	74	67	65	67	66	67	100	100	100	88	100	100
蛋白质(g)	2.3	2.04	2	1.3	1.4	2	1.8	1.9	2.6	3	3.4	3	3.3	4.3
蛋白质组成	整蛋白	整蛋白	整蛋白	整蛋白	整蛋白	100%游离氨基酸	15%~20%游离氨基酸，80~85%短肽	20%游离氨基酸，80%短肽	整蛋白（60%乳清蛋白，80%整蛋白）	100%短肽	整蛋白	整蛋白	整蛋白	整蛋白
脂肪(g)	4.2	3.8	3.9	3.6	3.5	3.5	3.5	3.4	5.4	3.8	3.8	4	3.7	3.1
碳水化合物(g)	8.6	7.7		7	6.7	8.1	6.8	7.3	9.9	13.8	12.9	10	12.4	13.7
乳糖(g)	有	有	有	有	有	无	无	无	无	无	无	有	有	有

（续 表）

每 100 mL	早产儿奶 雀巢	PDF 雅培/美赞臣		新生儿（1段）惠氏/爱他美	纽康特	纽太特	谙儿舒	纽荃星	小百肽	小安素	5%糖牛奶	牛奶奶糕 亨氏米粉	匀浆
渗透压（msmol/L）	239	261	312	/ /	310	190	198	340	335	≥364	/	/	410~540
适用年龄	早产儿	早产出院后		0~6个月	<1岁	<1岁	0~3岁	3~18个月	1~10岁	1~10岁	1~10岁	6个月~10岁	已添加多种辅食
冲调（1勺+水）	30	30		30	30	30	30	2勺+45	30	5勺+190	30	淡牛奶+9g米粉	200

表2-3　喂养不耐受的评估

序号	评估内容	评 估 标 准	评 估 结 果	
1	频繁呕吐	≥3次/天	□是	□否
2	腹围	24小时增加>1.5 cm，伴有肠型	□是	□否
3	喂养量	不增或减少>3天	□是	□否
4	胃潴留	>前次喂养量的1/3	□是	□否
5	非计划性中止喂养	>2次	□是	□否
6	腹泻	粪便次数>6次/天	□是	□否
7	影像学表现	肠蠕动障碍、积气、肠异常膨胀、气腹、门静脉积气	□是	□否

条评估时，患儿则发生了喂养不耐受。

三、喂养不耐受的预防及处理

（1）患儿出现腹胀、胃潴留、呕吐或腹泻，给予微生态调节药物以及胃肠道动力药物帮助消化吸收。

（2）患儿出现便秘，给予微生态调节药物口服及开塞露通便。

（3）患儿出现咖啡色胃残留液或黑便，检测胃内容物及大便隐血，暂停喂养。

（4）更换营养制剂，普通奶粉改为肽类奶粉。

（5）改变喂养方式，间歇喂养改为持续喂养等。

（6）有效喂养过程的监测与评估。

（7）当患儿出现频繁呕吐，腹胀、腹泻或胃潴留等症状时应停止喂养，及时到医院就医。

参考文献

［1］高恒妙，钱素云.儿童长期机械通气的营养支持策略［J］.中国小儿急救医学，2022，29（03）：175-178.

［2］Doley J, Mallampalli A, Sandberg M. Nutrition management for the patient requiring prolonged mechanical ventilation［J］. Nutr Clin Pract, 2011, 26(3): 232-241.

［3］Martinez EE, Smallwood CD, Bechard LJ, et al. Metabolic assessment and individualized nutrition in children dependent on mechanical ventilation at home［J］. J Pediatr, 2015, 166(2): 350-357.

［4］危重症儿童营养评估及支持治疗指南（中国）工作组，钱素云，陆国平，等.危重症儿童营养评估及支持治疗指南（2018，中国，标准版）［J］.中国循证儿科杂志，2018，13（1）：1-29.

［5］陈伟明，张铮铮，陆国平.儿童长期机械通气的概念及国内外现状［J］.中国小儿急救医学，2022，29（03）：161-164.

家庭机械通气管理　第三章

　　呼吸机依赖患儿如果长期住在重症监护室，会发生包括院内感染、肢体虚弱无力、思维困难、抑郁等多种问题。因此，我们需要帮助患儿尽快离开重症监护室。然而，家庭机械通气对于家庭来说是非常陌生的，而且在很多情况下令人不安。患儿家属面对昏迷不醒、带着气管切开和呼吸机的患儿，不知所措，不知道如何使用呼吸机才能保证患儿的呼吸安全。本章介绍了家用呼吸机的使用及常见问题处理，希望能帮助家属在患儿的照护中发挥积极作用。

一、了解家庭机械通气

家庭机械通气（home mechanical ventilation，HMV）通常是指在家庭环境下，而不是在医疗机构，通过呼吸机设备帮助患儿进行呼吸。

1. 家用呼吸机功能

用来帮助患儿呼吸的一个通气设备，可以将气体送到患儿的肺部，给患儿提供需要的气体。

2. 家用呼吸机优点

相对医疗机构的呼吸机，具有体积小、可移动、方便携带等特点，通常配备内置电池，能满足患儿短时间外出就医、社会交往等日常活动。

3. 家用呼吸机使用时间

根据病情需要可以全天24小时使用，也可以间断使用。如日间不需要使用，晚上睡觉时再使用等。

4. 家用呼吸机的参数设置

一般由医生设定完成。家长需要知道呼吸机参数的设置，但不能随意修改呼吸机的参数，修改呼吸机参数必须在医生指导下完成。呼吸机工程师或呼吸治疗师等相关人员修改参数时，建议参考医生意见。

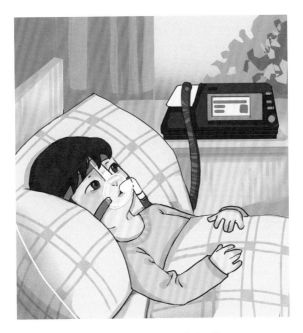

图 3-1　家用呼吸机场景

二、需要使用家用呼吸机的原因

需要使用家用呼吸机的人群，都是因为自己的呼吸功能受损，无法满足身体对氧气和二氧化碳的需求，比如低氧血症、高二氧化碳血症等。造成呼吸功能受损的疾病原因有很多，通常可归纳为以下三类：

1. 大脑功能障碍

大脑是人体的"司令部"，呼吸是大脑发出指令，由肺来完成的。如果大脑出现功能障碍，不能对肺发出呼吸指令，或可以发出指令，但发出的指令是错误的，都不能完成有效的呼吸。这类疾病有：中枢神经系统损伤、脑血管疾病、中枢性呼吸衰竭、脊髓损伤等。

2. 肌肉疾病

呼吸功能主要由肺来完成，我们一呼一吸的动作，需要呼吸肌肉配合辅助完成。如果参与呼吸的肌肉没有足够的力量完成呼吸的动作，气体就不能通过压力的改变进入肺内，呼吸就不能完成。这类疾病有：脊髓性肌肉萎缩症、杜氏肌营养不良、肌强直性营养不良、脊髓侧索硬化症、格林巴利综合征、重症肌无力、脊髓灰质炎及后遗症等。

3. 气道和肺部疾病

气道是气体进入肺部的通道，肺需要把新鲜的空气和血液进行交换，将氧气送入体内，同时把体内二氧化碳带出来。如果气道有问题，气体就不能进入肺内。如果肺有问题，气体就无法完成和血液的交换，我们还是得不到氧气，也排不出二氧化碳。这类疾病有：皮罗综合征、气管软化、声带麻痹等气道疾病；支气管肺发育不良、慢性阻塞性肺疾病、囊性纤维化、肺炎并发症、肺纤维化等肺部疾病。

家用呼吸机可以帮助患儿进行呼吸，但不能改变原发疾病。呼吸功能的改善，需要改善造成呼吸功能受损的原发疾病。家长必须知道患儿为什么使用家用呼吸机。

第二节 常用家用呼吸机的工作原理及型号

一、呼吸机的工作原理

呼吸机就像一个"电子打气筒"，而我们的肺，就像一个"气球"。呼吸机"打气"把气体吹入患儿肺部，肺膨胀开来，就像气球吹了起来，这个过程模拟了人体的主动吸气，呼吸机停止送气时，胸廓及肺依靠自身的回弹性，就像一个吹起来的气球可以自动回缩，气体从肺部排出，这个过程是一个被动的呼气过程。所谓的"电子打气筒"，可以理解为，呼吸机的打气，精确模拟了人体的吸气压力、呼吸时间。吸气时，吸气阀打开，为肺部输送一定量的气体；呼气时，呼气阀打开，完成气体排出（图3-2）。

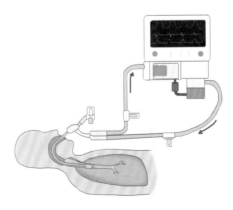

图3-2　呼吸机工作原理示意图

二、呼吸机的组成部件及功能

呼吸机组成部件：呼吸机由主机、湿化器以及呼吸回路组成。

1. 主机

是整套设备最最核心的部件，主机主要负责压力的产生与输出、压力检测和计算，一台呼吸机最有价值的部件就是主机，主机主要由马达、传感器、主板、控制按键、显示屏幕组成。通常马达由呼吸机生产厂商自主研发，或由马达生产商量身定制，无论在性能还是质量上都比较好。

2. 湿化器

家用呼吸机基本都是配备湿化器的，湿化器的作用是提高气体的湿度，防止因为使用呼吸机过程中由于长时间气压的冲击，导致鼻腔、口腔黏膜干燥甚至出血，肺部疾病患儿如果直接吸入干燥的空气会对气道黏膜造成刺激，容易产生痰液，所以湿化器还能帮助肺部疾患患儿稀释痰液和帮助排痰的效果。

呼吸机吸入外界的空气，空气经过加压进入到湿化器，湿化器里面有水，这些空气在湿化器里会携带一些水蒸气，然后从湿化器出来的空气就会变得潮湿。但是常温下水蒸发较慢，如果要想让呼吸机湿化器提高呼吸机吹出来的湿度，那么就需要在湿化器底板加温，因为温度越高，水蒸气蒸发的就越多，从湿化器吹出来的空气湿度也就越大。所以家用呼吸机湿化器底板都是金属的，目前家用呼吸机基本上都能加热，而这个加热的目的是提高湿度。

呼吸机回路：呼吸机回路用于将气体从呼吸机输送到患儿。它通常由接口内径为22 mm的管道组成。可以将加湿器、用于吸入药物的雾化器以及氧浓度和潮气量等气体监测设备添加到回路中。

呼吸机回路一般分为单肢回路和双肢回路。① 单肢回路：只有一根吸气软管。如果是面罩，或鼻罩等无创通气，呼气是通过回路中漏气的端口完成。如果是有创通气，呼气是通过回路靠近患儿端附近的呼气阀完成。② 双肢回路：呼吸机和患儿之间有两根软管连接。吸气和呼气有单独的软管，因此吸气和呼气气体是分开的。通常用于有创呼吸机。不同呼吸机的呼吸回路类型可能不同，有些呼吸机可以使用不同的回路，因此，可以根据患儿的需求进行配置（图3-3）。

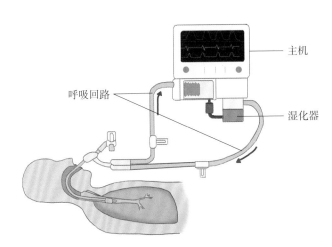

主机

呼吸回路

湿化器

图3-3　呼吸机组成结构示意图

三、家用呼吸机的类型

目前市面上家用呼吸机比较常用的包括单水平模式呼吸机和双水平模式呼吸机。

1. 单水平呼吸机

是指只提供一个治疗压力的呼吸机，患儿需要什么压力的治疗水平，就提供多少压力值。这个压力在使用中不会改变，压力范围通常在 4 ~ 20 cmH$_2$O，以维持气道开放，主要解决上气道阻塞问题。

2. 双水平呼吸机

在送气的时候有两个治疗压力：吸气压是我们吸气时一个压力；呼气压是我们呼气时一个压力。一般吸气压都高于呼气压。双水平呼吸机的压力范围通常在 4 ~ 25 cmH$_2$O，个别型号产品可达到 30 cmH$_2$O 的，提供的压力更大，可以通过更高的压力将气体直接输送至下气道，帮助患儿轻松呼吸。这种模式称为"双水平定压呼吸机"（biphasic positise airway pressure，BiPAP）。

双水平无创呼吸机一般根据控制模式不同分为 S、T 及 S/T 3 种模式（表 3-1）。

（1）S 模式："你不呼吸，我不帮你"。该模式主要用于自主呼吸

表 3-1　不同呼吸机的模式

单水平呼吸机		双水平呼吸机	
提供单一固定压力支持		提供一个高压和一个低压	
CPAP 模式	持续固定压力送气	S 模式	呼吸机感知到呼吸后，给予压力支持
		T 模式	呼吸机完全控制呼吸，不需要患儿配合
		S/T 模式	感知到呼吸时 S 模式，感知不到时 T 模式

良好的患儿。在S模式下，呼吸完全由患儿触发，每次自主呼吸都触发吸气及呼吸的压力支持。

（2）T模式："不管你怎么呼吸，都按照我的来"。该模式主要用于无自主呼吸或自主呼吸微弱的患儿。在T模式下，呼吸和呼吸周期完全由呼吸机决定。

（3）S/T模式："你呼吸，我帮你，你不呼吸，我带着你呼吸"。在S/T模式下，当患儿可以自主呼吸时，呼吸机以S模式进行；当患儿自主呼吸微弱时或在所设定时间内无自主呼吸，那么，呼吸机则进行强制通气。在家用呼吸机中，S/T模式的应用最为广泛。

除了上述模式之外，有创呼吸机尚有压力控制通气（pressure control，PC）、容量控制通气（volume control，VC）、压力支持通气（pressure support，PS）以及同步间歇指令通气（synchronized intermittent mandatory ventilation，SIMV）等。

目前市场上有很多不同品牌的家用呼吸机。虽然大多数功能相似，但不同呼吸机有不同特点，权衡每个设备的优缺点，是否符合自己至关重要。表3-2列举了常用呼吸机型号。

四、选择合适的家用呼吸机

选择合适的家用呼吸机设备供应商同选择家用呼吸机几乎同样重要。因此，在选择呼吸设备供应商时，除了品牌以外，应了解一下售后与技术支持：

表3-2 不同品牌型号的呼吸机

品牌型号	图片	模式	特点	适用患儿
Trilogy100		无创通气模式有 CPAP、S、S/T、T、PC、PC-SIMV；单管有创通气模式有CV、AC、SIMV	• 多功能生命支持呼吸机，无创呼吸机，可做单管有创呼吸机。标配2块可使用转运电池，充满电可使用4～6小时 • 监测参数有：呼出潮气量、分钟通气量、呼吸频率、漏气量、吸气峰值流量、吸气峰值、呼气峰值压力、吸呼比、平均气道压	体重大于5 kg
A40		CPAP、S、S/T、T、PC模式	• 无创呼吸机，标配1块转运电池，充满电可使用3～4小时 • 监测参数有：呼出潮气量、分钟通气量、呼吸频率、漏气量、吸呼比、压力	体重大于10 kg
BiPAP AVAPS		CPAP、S、T、S/T、PC模式	无创呼吸机，可监测参数有：压力、呼出潮气量、分钟通气量、呼吸频率和漏气量	体重大于18 kg

（续 表）

品牌型号	图 片	模 式	特 点	适用患儿
BiPAP S/T30		CPAP、S、S/T	无创呼吸机，可监测参数有：压力，呼出潮气量，分钟通气量，呼吸频率和漏气量	体重大于 18 kg
S9 VPAP S-ST		CPAP、S、S/T、PC	无创呼吸机，可最大程度保持自主呼吸，同时提供后备呼吸频率保障	体重大于 13 kg

（1）拥有专业的工程师提供24小时全天应急响应。

（2）具有优秀技术支持、能准时提供例行服务的家用呼吸机设备商。

（3）完整的现场操作培训课程和考核签到，以确保家属能熟练操作设备，患儿能舒适使用。

（4）具备丰富的呼吸设备知识，可以跟家属、医生及其他医务人员之间进行配合。

第三节 呼吸机居家管理及基本参数设置

一、呼吸机家庭放置

呼吸机相关的配套设备很多，包括吸痰机、制氧机、监护仪等。呼吸机的摆放必须首先确保用电安全；其次，选择光线充足的房间，准备患儿单独睡觉的小床，呼吸机周围需留取足够空间，保证各种治疗，如用药、吸痰等操作空间。另外，可以在呼吸机旁边放置一张舒适的椅子，以便照顾患儿的家属能随时观察患儿情况。

呼吸机摆放注意事项：

（1）避免光线直射，远离窗户。

（2）呼吸机使用氧气，属于易燃气体。远离火源或热源，安全放置，防止倾倒。

（3）呼吸机相关的配套设备，尤其是应急物品，应放置在能触手可及并顺利使用的地方，避免紧急情况下延误使用。

（4）准备应急抢救包，以便紧急情况下随时使用。

（5）准备随时可以一键拨打急救电话，电话号码应在抬头能看到的地方。

二、呼吸机的参数

使用家用呼吸机进行通气时，呼吸机的参数设置很关键，由医生完成，或医生指导专业人员完成，家长不可随意调整参数，如果设置不好，轻则导致呼吸不畅，重则导致低氧或高二氧化碳，危及生命。呼吸机目前为止还是需要根据每个人的自身情况灵活调节，并没有一个统一的标准。无论是无创还是有创通气，均应在患儿出院前完成参数设置（表3-3）。

1. 呼吸频率（RR）

设置呼吸频率也要分情况，如果患儿呼吸很微弱甚至是呼吸停止，那么控制通气的呼吸频率一般为14～20次/分（成人）。如果患儿呼吸基本正常，用辅助-控制通气模式时设置的呼吸频率应低于自主呼吸2～4次/分。此外，呼吸频率的设置也要根据基础病情来决定。呼吸频率以患儿正常生理需求为基础，根据实际情况进行上下调节（表3-4）。

表3-3 呼吸机常用参数列表

参　　　数	意　　　义	参　考　值
设置参数		
吸入氧浓度（FiO₂）	吸入的氧气浓度（正常空气氧浓度21%）	按需求，维持目标氧合，21% ～ 100%
呼吸频率（RR）	每分钟呼吸的次数	按生理需求（参考年龄段表）
吸呼比（I/E）	一个呼吸周期中，吸气时间：呼气时间	1:1.5 ～ 1:2
吸气时间（Ti）	一个呼吸周期中，吸气所用的时间	新生儿一般0.5 ～ 0.6秒婴幼儿为0.6 ～ 0.8秒年长儿为0.8 ～ 1.2秒
吸气压（IPAP）	吸气时呼吸机给予的压力	按需求，6 ～ 20 cmH₂O
呼气压（EPAP）	呼气时呼吸机给予的压力	按需求，2 ～ 6 cmH₂O
呼气末正压（PEEP）	呼气结束后，呼吸道里保持的压力	3 ～ 6 mH₂O
压力触发	呼吸回路中气流因患儿吸气，压力下降，下降到一定程度，呼吸机认为患儿开始吸气，触发呼吸机打开吸气阀送气	−2 ～−0.5 cmH₂O
流量触发	呼吸回路中的气流因患儿吸气，流速发生变化，流量差值达到一定程度，呼吸机认为患儿开始吸气，打开吸气阀送气	0.5 ～ 2 L/min
监测参数		
潮气量（VTe）	单次吸气吸入气体的毫升数	6 ～ 8 mL/kg
分钟通气量	潮气量×呼吸次数/分	按生理需求

注：以上参数仅供参考，具体设置需结合患儿病情并结合医嘱。

表3-4　不同年龄段患儿呼吸频率设置

年　龄　阶　段	呼吸频率（次/分）
新生儿（<28天）	40～44
<1岁	30～40
1～3岁	25～30
4～7岁	20～25
8～14岁	18～20

2. 吸呼比（I/E）或吸气时间（Ti）

呼吸频率设置确定之后，再设置吸呼比或吸气时间。儿童的吸气时间也是根据年龄进行设置，新生儿一般0.5～0.6秒，婴幼儿为0.6～0.8秒，年长儿为0.8～1.2秒。吸呼比通常设置为1:1.5～1:2。但设置的吸呼比并不一定是患儿的实际吸呼比，如同设置的呼吸频率并不一定是患儿的实际呼吸频率。1:1.5～1:2是正常生理状态下的值，当患儿出现呼吸衰竭时，吸呼比通常也会发生改变。例如，支气管肺发育不良（BPD）及哮喘患儿以小气道病变为主，呼气受限，呼气时间需要适当延长，吸呼比值应更小。吸气时间以儿童正常生理需求为基础，根据实际情况进行上下调节。

3. 压力支持及触发

双水平呼吸机需要设置一个初始压力和一个最大压力，相比CPAP模式要复杂一点，如：BIPAP模式呼吸机属于双水平呼吸机需要设置吸气压和呼气压。压力的设定要根据患儿呼吸系统的状况，如肺的顺应性、呼吸道阻力等来决定，通常压力初设值：IPAP 8 ~ 12 cmH$_2$O，EPAP 4 ~ 6 cmH$_2$O 或 CPAP 4 ~ 6 cmH$_2$O，根据患儿的耐受情况逐渐上调或下调参数，以达到目标潮气量和分钟通气量水平。

4. 呼吸触发

可分为流量触发、压力触发和时间触发，儿童中一般使用流量触发，因为其相对更敏感、呼吸做功损耗更少，一般流量触发设置为 0.5 ~ 2 L/min，压力触发设置为 -2 ~ -0.5 cmH$_2$O。

5. 潮气量（VTe）

无创呼吸机不能直接设置潮气量，潮气量为监测参数。呼吸机给一个压力"打气"，这个压力下能把多少气体吹入肺里。不同的肺，可以想象为不同大小、不同弹性的气球，恒定压力下，弹性不好的气球，吹入的气体量就少，故压力支持通气时潮气量由支持压力和患儿自主呼吸共同决定。

有创通气下潮气量为 6 ~ 8 mL/kg，身高、体重都会影响潮气量。无创通气下，机器性能不足、呼吸机参数不合适、人机不同步、漏气量高、呼吸频率过高都会造成潮气量不准确，应在专业人员指导下合理设置（表3-5）。

表3-5　家庭呼吸机每日记录单

患儿生命体征
心率：_____ 次/分
呼吸频率：_____ 次/分
体温：_____ ℃

（续　表）

痰液量及性状：_____mL

经皮氧饱和度（SPO₂）：

呼吸机参数

潮气量（VTe）：_____mL

呼吸频率（RR）_____次/分

氧浓度（FiO₂）：_____%

吸气压力（PIP）：_____cmH₂O

呼吸末正压（PEEP）：_____cmH₂O

第四节　常见问题及报警处理

长期机械通气患儿在使用家用呼吸机时常会遇到一些问题，可以大致归为二氧化碳升高和氧分压降低。这些问题产生的原因及处理方法见表3-6。

表3-6　家用呼吸机常见问题及处理

问　题	原　因	处　理
漏气量过大	• 管路连接不正确 • 排气通道不通畅 • 面罩及送气回路漏气过多等	• 重新调整面罩的位置并固定头带 • 换用密封效果好的面罩 • 经上述处理仍存在严重漏气或通气效果不好时考虑更换模式

（续　表）

问　题	原　因	处　理
潮气量过小	压力支持水平不够	上调IPAP和EPAP
二氧化碳潴留	呼气阀排气量不足	根据情况更换呼气阀
人机不协调	• 不能触发吸气、漏气，通气模式和参数设置不合理等 • 呼吸明显增快	• 采用同步触发性能好的呼吸机，滴定PEEP，检查有无漏气，应用同步性较好的模式 • 先用手控同步或简易人工呼吸机辅助呼吸，待病情改善后，再连接呼吸机 • 寻找引起患儿不耐受的原因 • 对大龄患儿，尝试进行思想教育和安抚等
气道或管路阻塞	分泌物过多	采用体位、叩击、咳痰装置及吸痰等气道廓清技术；抗感染祛痰治疗；加强雾化湿化治疗
体位不正确	仰卧位	过度肥胖者应尽可能使患儿保持半卧位或俯卧位

注：原因不明或无法解决时，及时寻求工程师帮助或去医院就诊。

第五节　家用呼吸机的保养和维护

　　呼吸机属于精密医疗设备，操作和保养需要丰富的专业知识，如果患儿及其照顾者未接受过系统的教育与培训，呼吸机发生故障的概率很大。因此，家用呼吸机的日常维护和保养十分重要，每日清洁项目见表3-7，定期保养项目见表3-8。

表3-7 每日清洁项目

管路	• 用含氯消毒水浸泡30分钟 • 再用流动清水冲洗，晾干备用 • 挂在清洁、干燥处以备下次使用，避免阳光直射
面罩	• 将面罩拆开 • 将部件静置于中性洗涤剂溶液中5分钟；轻搓部件洗去污垢和油脂；充分洗净 • 悬挂晾干，避免太阳直射 • 鼻垫要每日清洗；织物框架只适合手洗；清洁按说明书，不能使用漂白剂、乙醇等任何强效家用洗涤剂
湿化器	• 首先需要关闭呼吸机，断开电源 • 拆卸下呼吸管路和加湿器， • 打开加湿器上盖；将加湿器内水倒出，可使用清洁剂清洗加湿器内部。外壳用带清洁剂软布进行擦拭，切勿用水直接冲洗加湿器的外壳底部；严禁将加湿器泡在水中清洗 • 建议每天更换1次，不使用呼吸机时应保持水罐干燥。使用时需加上蒸馏水，但不要超过最高水位线

表3-8 定期保养项目

面罩及管路	每天都要进行摘、戴，需定期检查是否有受损
主机	• 定期用湿布及中性清洗剂擦拭机体外部。若有污渍或血渍，可用含氯的消毒剂擦拭 • 马达是机器的核心部件，马达在使用过程中高速运转，如果运转过程中涡轮里有灰尘，那么就会导致马达磨损，严重的会导致马达报废，所以在日常使用当中要注意防止灰尘进入马达，平常不用时用毛巾或者布把机器盖住，阻隔灰尘。平时定期更换机器过滤膜 • 马达不仅怕灰尘，更怕水。日常使用要注意防水，特别是湿化器里面的水。如果要搬动或者移动，请把湿化器和主机分离再搬动，防止湿化器里面的水倒流进主机里面，造成马达报废
过滤棉片	• 每月检查滤膜是否被脏物堵塞或出现漏孔。如果滤膜脏了，就应及时更换滤膜，防止呼吸机送出的空气不足 • 正常使用情况下，滤膜每半年需更换1次。若机器工作环境较脏，更换可频繁些。过滤棉只能更换（属于一次性耗材）不可清洗重复使用
传感器	每年更换1次压力传感适配器

注：呼吸机保养需遵循各厂家指导手册。

呼吸机的安全使用，除了上述的日常维护和保养，还需要注意以下问题：

- 最好备好一台完好备用的呼吸机，以备不时之需。

- 每次使用前需核对呼吸机参数是否和医生设置的参数一致，防止误操作导致参数错误。

- 在清洁清洗呼吸机管道等配件之前，留取原来正常使用时的连接图片，保证管道及配件的正确安装。

- 注意加湿器的水位，不能过低，也不能超过最高水位线。

- 为方便清洁，建议准备专门用于呼吸机清洗的大盆，正确选择清洁剂种类。

此外，医疗器械公司及医疗保健单位应建立常规回访制度，监控呼吸机使用情况并定期维修，保障患儿使用安全。

参考文献

［1］Choosing a ventilator for home mechanical ventilation［J］. Breathe, 2013, 9(5): 394-409.

［2］Hess D. Ventilator Circuits［M］. Springer Berlin Heidelberg, 2012.

［3］吴谨准，沈彤.儿童家庭机械通气治疗［J］.中国实用儿科杂志，2021，36（3）：5.

［4］Safety C. Chapter 14. Creating a Culture of Safety［M］. John Wiley & Sons, Ltd, 2010.

［5］杨秀英，YANG，Xiu-ying，等.家用呼吸机的使用和注意事项［J］.临床医药文献电子杂志，2015，2（3）：2.

家庭气道护理及管理   第四章

患儿气管切开后，失去了口鼻腔对吸入气体的加温加湿及屏障保护功能，导致呼吸道内水分丢失增多，呼吸道感染风险增加。而对于部分有基础疾病的患儿来说，咳嗽功能障碍是行气管切开的主要原因之一。如果不能及时进行气道廓清，则会导致分泌物潴留于肺部，造成肺部感染、肺不张。因此，为了提高家庭机械通气（home mechanical ventilation，HMV）患儿出院后的生活质量，减少并发症和意外事件的发生，患儿出院前应接受家庭照护技能培训，其中最关键的护理技能是家庭机械通气的气道管理。在家庭机械通气的气道管理中，了解气道护理的生理基础，掌握体位引流技术、拍背叩击技术、咳痰机的使用、气管造口内吸痰技术、加温湿化技术、雾化技术是整个气道管理的重点核心内容。

第一节 / 气道护理及管理的生理基础

呼吸道包括鼻、咽、喉（上呼吸道）和气管、支气管及其在肺内的分支（下呼吸道）。呼吸道具有对吸入气体进行加温、湿润、过滤、清洁作用和防御反射等保护功能，其中黏液纤毛运输系统及有效咳嗽是保障这些功能的基础。

一、黏液纤毛运输系统

黏液纤毛系统是由呼吸道黏膜组织表面的上皮组织和黏液毯组成的。呼吸道上皮细胞主要由纤毛柱状细胞组成，每个细胞表面都有数百根纤毛，长约几微米，排列整齐。纤毛表面有一层黏液毯，对灰尘颗粒和细菌的黏附力非常强，使外界吸入的空气得到净化。呼吸道内的纤毛可进行有节奏的摆动，向呼吸道出口方向摆动时速度快，纤毛完全展开，回摆时力量较小，速度较慢，且纤毛蜷缩变短，从而达到将黏液毯向呼吸道出口运输的作用。

二、有效咳嗽

咳嗽是最重要的呼吸系统保护性反射之一，可清除较大气道中过多的黏液和异物，有助于正常黏液纤毛转运清除，确保气道通畅。咳嗽分为刺激、吸气、压缩及咳出4个阶段（图4-1）。当咳嗽感受器受到刺激后，沿迷走神经传向大脑的延髓；延髓的咳嗽中枢发放冲动到达呼吸肌，吸气肌收缩，随后声门关闭。同时呼气肌收缩，压缩肺内气体，最后声门打开，伴随着呼气肌肉的持续收缩，形成高速气流，将黏液从气道壁卷入气道，并随气流排出。咳嗽的有效性取决于深呼吸的能力、肺弹性回缩力、呼气肌强度和气道阻力的大小。

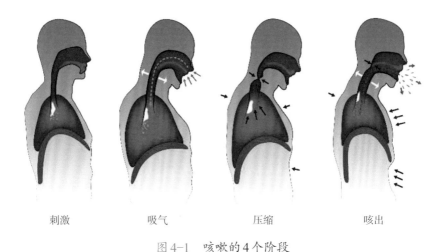

刺激　　　　　　　吸气　　　　　　　压缩　　　　　　　咳出

图4-1　咳嗽的4个阶段

三、气管切开对气道保护能力的影响

气管切开常用于处于危重症或病情复杂的婴幼儿，其目的在于减轻上气道阻塞，方便清理气道内分泌物并提供长期的机械通气支持。气管切开后，失去了口腔和鼻腔对吸入气体的加温加湿功能，导致呼吸道内水分丢失增多，容易造成气道黏膜干燥，使黏液毯对细菌及灰尘吸附能力下降，纤毛摆动减弱，造成分泌物黏稠，不易咳出的现象，增加了呼吸道感染的风险。

四、疾病对气道保护能力的影响

慢性气道疾病，如反复的肺部炎症，可降低黏液纤毛系统的清除功能，使大量的分泌物蓄积在支气管内，导致气道堵塞、气流受限，使肺功能下降。神经肌肉疾病，如脊髓型肌萎缩，因吸气肌无力引起肺容积减少，呼气肌无力导致胸腔内压不足，无法进行有效咳嗽，即使分泌物与正常儿童相等，也因无效咳嗽而增加了误吸、气道阻塞和肺部感染的风险。

第二节 气道廓清技术及实施方法

气道廓清技术（airway clearance therapy，ACT）运用物理或机械的方式松动呼吸道内分泌物，促进患儿咳嗽，清除肺内痰液，防止肺部感染和肺不张从而改善患儿肺功能。体位引流技术、拍背叩击技术、高频振动排痰仪的使用和咳痰机的使用是HMV患儿家属需掌握的气道廓清技术。

一、体位引流技术

体位引流是指通过体位变化，使气道内的分泌物在重力的作用下，由远端细支气管被引流到大支气管，多结合胸部物理治疗，例如胸部叩击、胸部振荡等，以帮助痰液排出体外。体位引流前，照顾者可用手掌贴附于患儿胸前，若在胸部某一区域感受到明显震颤感，则表明该部位有较多分泌物。照顾者可根据患儿分泌物聚集区域，选择合适体位进行引流，原则是抬高患儿分泌物聚集部位的肺组织，使分泌物通过重力作用引流入大气道（图4-2）。每天可进行1～3次的体位引流，每次进行15～20分钟，一般在进食前30分钟或进食后2小时进行，防止胃内容物反流。

二、拍背叩击技术

拍背叩击技术是指用手（手指并拢，手背隆起，呈杯形，以腕部为支点）或拍痰杯快速反复叩击分泌物聚集的肺段，通过胸廓震颤使气道内的分泌物松动，从而排出体外。在进行拍背叩击的过程中，需要注意以下几点：① 叩拍幅度以10 cm左右为宜，叩拍频率为2～5次/秒；② 单手或双手交替叩拍，应隔着柔软舒适的衣物叩拍；③ 遵循自下而上、由外向内的原则进行叩拍，重点叩拍需要引流的部位；④ 叩拍时需要避开肩胛骨、脊柱、锁骨等部位；⑤ 拍背叩击技术应与体位引流技术合用，使分泌物被清理的更为充分。

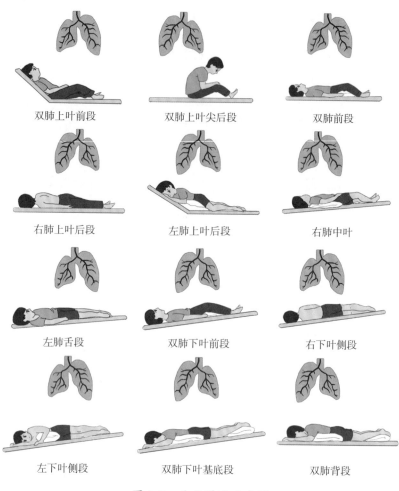

双肺上叶前段　　　双肺上叶尖后段　　　双肺前段

右肺上叶后段　　　左肺上叶后段　　　右肺中叶

左肺舌段　　　双肺下叶前段　　　右下叶侧段

左下叶侧段　　　双肺下叶基底段　　　双肺背段

图4-2　体位引流示意图

三、高频振动排痰仪的使用

高频振动排痰仪可代替传统的人工胸部叩击、通过震颤、定向挤推，使周围气道的分泌物向主气道移动。一般可分为振动式排痰仪和胸壁振动排痰仪。振动式排痰仪通过挤推、震颤、叩击功能于一体，使患儿呼吸道内的分泌物松动、脱落后咳出。胸壁振动排痰仪将充气背心通过软管连接到脉冲发生器，脉冲发生器通过软管输送空气使背心快速充气和放气，使患儿气道内气流短暂地振荡性增加，利于周围气道的分泌物向中心气道移动。在使用排痰仪的过程中应注意以下几点：① 应在患儿餐前半小时或者餐后2小时进行，防止胃内容物反流；② 虽然任何体位下使用排痰机都有效，但推荐在半坐卧位下使用排痰机；③ 排痰操作后要及时进行有效的吸痰；④ 若患儿带有气切套管，在操作过程前应确认管路固定情况，防止管路滑脱（表4-1）。

表4-1　高频振动排痰仪使用参数

项　　目	振动式排痰仪	胸壁振动排痰仪
常规治疗时间	15～20分钟	15～20分钟
建议压力设置值	无压力设定	5～6
建议频率设置值	25～35 Hz	10～15 Hz
治疗频率	每次使用建议间隔4小时	每次使用建议间隔4小时

四、咳痰机的使用

咳痰机是利用正负压快速切换模拟人体正常咳嗽反射，通过气流震荡，快速松动附着在气管壁上的痰液和分泌物，并通过负压气流将痰液排出，定期使用可以预防肺不张，防止肺功能进行性下降，排痰效率更高，避免痰堵的风险。在使用咳痰机前，需根据患儿情况进行参数设定，该步骤应在专业人士指导下进行。具体参数可参考表4-2。

表4-2　咳痰机参数设置

界　面	面　罩	咬口器或人工气道
模式	自动或手动	自动或手动
同步咳嗽（Cough-Trak）	• 患儿自己能咳嗽-ON • 患儿自己不能咳嗽-OFF	• 患儿自己能咳嗽-ON • 患儿自己不能咳嗽-OFF
吸气压力	40 cmH$_2$O	• 20 ～ 30 cmH$_2$O • 气切套管最大压力 30 cmH$_2$O
吸气流量	• 高流量 • 当气切套管内径≤ 4 mm 时可调至中、低流量	• 高流量 • 当气切套管内径≤ 4 mm 时可调至中、低流量
吸气时间	• 婴儿-1.0秒 • 儿童-1.5秒 • 成人-2.0秒	• 婴儿-1.0秒 • 儿童-1.5秒 • 成人-2.0秒
呼气压力	-40 cmH$_2$O	-30 ～-40 cmH$_2$O
呼气时间	• 婴儿-1.0秒 • 儿童-1.5秒 • 成人-2.0秒	• 婴儿-1.0秒 • 儿童-1.5秒 • 成人-2.0秒
暂停时间	仅当同步咳嗽（Cough-Trak）为OFF时设置 • 婴儿-1.0秒　　• 儿童-1.5秒　　•成人-2.0秒	

咳痰机可以通过连接口咬器、面罩、人工气道来进行使用。

1. 口咬器

适用于有一定行动能力的患儿，可方便快捷的将口咬器含于嘴中进行辅助咳嗽，但张口咳嗽时会导致密封性降低。

2. 面罩

适用于婴幼儿及行动不便的患儿，需家长将面罩覆盖于患儿的口鼻进行辅助咳嗽，具有较为良好的密封性。

3. 人工气道

适用于行气管切开术的患儿，需家长将机器管路与气管切开套管相连进行辅助咳嗽。

咳痰机的使用应按如下流程进行：

每4小时使用1次，但当患儿氧和低于90%或感觉有
较多痰咳不出时，可以临时加用

↓

餐前半小时或餐后2小时使用
使用前将患儿体位更改为仰卧位

↓

根据患儿情况选择手动模式或自动模式
根据患儿需求选择是否打开同步咳嗽

↓

无创：面罩覆盖于患儿口鼻
有创：将管路直接与气切套管相连

↓

启动治疗，在治疗过程中观察患儿的氧饱和情况，
若低于90%应及时停止

↓

以吸气-呼气-停顿为一次咳嗽周期
4~6次咳嗽周期为一次治疗循环
每次循环间可休息2分钟来清理分泌物
一次完整的辅助咳痰需进行5个治疗循环

↓

评估患儿肺部情况
关机结束操作

咳痰机使用注意事项：

（1）与人工气道相连时，注意管路的固定。

（2）每一次治疗循环中，若患儿产生较多分泌物，可及时停止
进行吸痰操作。

（3）操作前建议给患儿戴上氧饱和度探头，操作过程中注意患

儿氧饱和情况。

（4）治疗过后要确认治疗的有效性，患儿呼吸音是否变清了，呼吸是否平稳了，氧饱和度较前是否提升了。

第三节 / **吸痰操作**

吸痰是所有家长必须掌握，最为常规的护理操作，是整个气道管理的关键组成部分，是清理口腔和鼻腔及人工气道分泌物最为有效的手段。目前推荐家长按需给患儿吸痰，即能闻及明显的痰鸣音或者肺部触诊有明显震颤感。不同年龄段的患儿应使用不同水平的负压进行吸痰，以免负压过大导致呼吸道黏膜受损，具体负压参数见表4-3。

表4-3　不同年龄段患儿吸痰负压的选择

年 龄 段	负压（mmHg）
新生儿（<28天）	≤100
婴幼儿（1～3岁）	100～200
儿童（3～6岁）	200～300
学龄期及青少年（≥6岁）	300～400

具体物品准备如下：

- 无菌手套
- 0.9%生理盐水
- 电动吸痰机
- 简易呼吸器

- 口罩
- 一次性使用吸痰管
- 血氧饱和仪

具体操作流程如下：

操作1 打开吸痰机，检查抽吸功能是否正常，调节吸引压力。

操作2 取出吸痰管与吸痰机相连，此时吸痰管头端仍放置在包装袋内，避免污染（图4-3）。

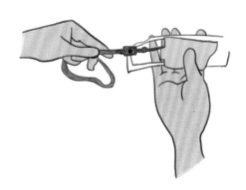

图4-3 操作2

操作3 戴口罩，洗手，戴手套。

操作4 将吸痰管置入生理盐水中试吸。

操作5 用未穿戴手套的手，将患儿与呼吸机的连接断开。

操作6 如果感觉分泌物较为黏稠，可向气切套管内注入0.5～1 mL的生理盐水（图4-4）。

操作7 将吸痰管轻轻插入气切套管内，到达底部后，退出1 cm，用拇指按住吸痰管上的开口，边吸边提边旋转吸痰管，时间

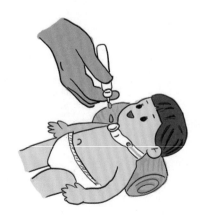

图4-4　操作6

应小于15秒（图4-5）。

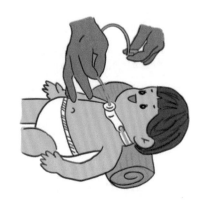

图4-5　操作7

操作8　根据患儿情况，可休息后再次重复"操作7"。

操作9　可以在每次退出吸痰管后，或完整的吸痰流程结束后，进行手动辅助呼吸或连接呼吸机（图4-6）。

操作10　吸痰过程中，应观察患儿的脸色、唇色、血氧饱和度情况，如果患儿出现脸色或唇色青紫伴血氧下降，应立即停止吸痰，给予氧气或手动辅助呼吸。

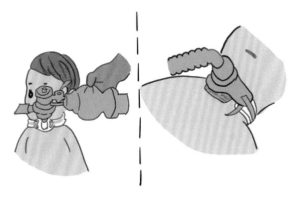

图4-6　操作9

操作11　如果发现患儿分泌物的量、黏稠度、颜色与往常有所区别，请记录下来，并向专业的医疗人员进行咨询。

第四节／加温湿化

气管切开状态下，上呼吸道生理性加温加湿作用消失，若不对吸入气体进行加温湿化，会导致下呼吸道热量和水分的丢失，导致气道上皮细胞受损，继发一系列呼吸系统问题。居家照护过程中，应选择合适的加温湿化设备，注重使用细节，掌握评估加温湿化程度的方法。

一、加温湿化的基本原理

外界气体通过上下呼吸道进入肺部，呼吸道对吸入的气体有良好的加温、湿化及过滤的作用。上呼吸道的主要功能是调控吸入气体的温度和湿度。正常情况下，吸入的气体经鼻咽部、气管、支气管等部位的逐级加温、湿化，到达肺泡时吸入气体被加温到体温状态（37℃）。鼻腔、气管及支气管均覆盖有黏膜，其主要为假复层柱状纤毛上皮，富含丰富的黏液腺、浆液腺及杯状细胞等，可以产生大量的黏液，使黏膜表面形成一层黏液毯，随纤毛不断移动。充分的加温湿化，可以促进黏液毯的生成，吸附外界吸入的颗粒及细菌；增加纤毛的摆动能力，使分泌物更易排出。

对于行气管切开术的患儿来说，由于气体直接从气管切开套管进入呼吸道，使气体没有得到充分的加温湿化，导致黏液-纤毛功能障碍，造成黏液增多以及纤毛的数量或摆动功能降低，继发一系列问题：① 分泌物黏稠干燥，不易被咳出或吸出；② 分泌物干燥聚集，容易导致细菌定植；③ 导管内可形成痰痂，增加气道阻力，甚至有堵塞管道的风险。

二、加温湿化的设备

1. 一次性湿热交换器

湿热交换器（heat and moisture exchanger，HME）又称"人工鼻"，是由亲水材料或亲水化合物构成。当气体呼出时，呼出气体的热量和水分被截留在人工鼻中，当吸入气体时，热量和水分与再次吸入的气体混合后进入气道内，是一种被动加温加湿的过程。人工鼻通常48～72小时更换1次（遵说明书使用），但当其出现明显的污染、破损或当患儿的分泌物已经明显堵塞人工鼻时应进行及时更换。人工鼻适用于那些不依赖于呼吸机，可以进行自主呼吸的患儿，家长应注意区分人工鼻及过滤器的区别，不要错误使用（表4-4）。

表4-4　人工鼻与过滤器的区别

内　　容	人　工　鼻	过　滤　器
湿热交换	有	无
细菌过滤能力	弱	强
内部结构	多层卷曲结构	单层膜状结构

2. 加热湿化器

加热湿化器（heated humidifier，HH）是通过加热湿化罐内的灭菌注射用水产生水蒸气与吸入气体进行混合，从而达到对吸入气体加温加湿的作用，是一种主动湿化过程，适用于应用呼吸机的患儿，能确保吸入气体的温度保持在32～37℃。加热湿化器分为简易型和高级型。简易型只能通过加温底盘进行加热，需要家长根据实际情况来调节温度；高级型既有底盘加热功能，又能对呼吸机管路进行加热，加热温度完全自动调节，有动态温度显示，但相对价格偏高。

三、加温湿化的注意事项

1. 湿化水

推荐使用医用一次性灭菌注射用水作为湿化水，也可选择蒸馏水作为替代品。不可选用矿泉水或自来水，长时间的蒸煮会留下较多水垢。加湿化水时注意湿化水的加水刻度线，水位不应超过该刻度线，时刻关注湿化水是否被烧干，防止湿化罐被烧坏。加水时建议停止呼吸机后加水，或者完全密闭状态下加水，以免加水时液体飞溅。

2. 加热效果的评估

随着四季的更替，气候不同，室温也不同，对加热湿化效果也有较大的影响。那么，如何去评估加热湿化的有效性是家长必须要掌握的一个点。家长可以从以下几个角度进行评估：

（1）用手握住呼吸机管路远端，感到管路温暖，说明加温加湿有效。

（2）观察呼吸机管路远端，有较多细密的冷凝水产生，说明加温加湿有效。

（3）吸痰时感到分泌物较黏稠，说明加温加湿效果不佳；而分泌物过于稀薄，则说明加温加湿过度。

第五节 雾化技术

雾化吸入治疗作为小儿呼吸道疾病重要的治疗措施，具有药物起效快、用药量少、局部药物浓度高而全身不良反应少的优点。家长应掌握雾化器的使用方法，并了解雾化过程中的注意事项。

一、雾化的作用机制

雾化吸入疗法是指用专门装置将吸入药物分散成气溶胶形式，吸气时气溶胶随气流进入呼吸系统的给药方法，它可使药物直接作用于呼吸道黏膜，达到洁净、湿化气道、局部和全身治疗的目的，已成为呼吸系统相关疾病重要的治疗手段。气溶胶是指悬浮在气体介质中的固态或液态颗粒，直径通常为 $0.01 \sim 10.00$ μm，是决定雾化治疗效应的主要因素之一。气溶胶直径控制为 $1.0 \sim 5.0$ μm较为适宜，其颗粒可随气流沉积于各段支气管。因此，雾化吸入可有效应用于支气管哮喘、支气管肺炎等各类呼吸系统疾病。

二、雾化的适应证

（1）过敏性气道炎症包括支气管哮喘急性发作期和长期控制。

（2）呼吸道感染性疾病包括支气管炎、肺炎。

（3）呼吸道非感染性疾病如支气管肺发育不良。

（4）呼吸道感染后痰液咳出困难，气管切开套管内干涩。

（5）气管切开造口周围或呼吸道内肉芽组织增生。

三、雾化装置

1. 喷射雾化器

平时最为常见的雾化器，通过压缩空气或氧气以较高的流速

（6～8 L/min），通过细口喷嘴，使药液被粉碎成大小不一的雾滴颗粒，然后随着患儿的呼吸被吸入。

2. 超声雾化器

将电能转换成超声薄板的高频振动，高频振动使药液转化成雾滴颗粒。但由于超声波振动时会产生较大热量，可能会使部分药物变性，从而失去作用，且雾化形成的颗粒多大于5 μm不利于药液颗粒沉淀，一般不推荐使用。

3. 振动筛孔雾化器

振动筛孔雾化器是通过压电陶瓷片的高频振动，使药液穿过细小的筛孔而产生药雾的装置。该设备便于使用，噪声小，雾化效率高，目前在临床中应用较广。缺点是该设备价格较高（表4-5）。

表4-5　不同雾化装置的优缺点

类　型	优　点	缺　点
喷射雾化器	价格便宜、经久耐用、临床应用广泛	噪声大，需外接气体驱动、雾化颗粒不够均一
超声雾化器	安静无噪声、不需要额外气流	可能会使部分药物变性药液颗粒较大不易于沉积肺部
振动筛孔雾化器	安静无噪声、不需要额外气流、雾化颗粒均一、雾化效率高	价格贵、使用成本高

四、常用雾化药

常用雾化药见表4-6。

表4-6　常用雾化药

类　　型	药　　品	药物作用
吸入性糖皮质激素	布地奈德	主要用于气道炎症性疾病的治疗
短效 β_2 受体激动剂	特布他林 沙丁胺醇	舒张气道平滑肌，缓解喘息症状
短效胆碱能M受体拮抗剂	异丙托溴铵	舒张气道平滑肌，缓解喘息症状
祛痰药	乙酰半胱氨酸	降低痰液黏稠度

注：所有药物应在医生的指导下使用，不要私自多用滥用药物。

五、雾化的方式

1. 经口鼻

将药液加入雾化器，出雾后将其覆盖于患儿口鼻，直至不再出雾，结束雾化。注意结束治疗后要及时帮患儿清理脸部皮肤，擦除雾化颗粒，不然会引起皮肤问题。

2. 经气管切开套管

适用于行气管切开术后，不经口鼻呼吸的患儿。流程与经口鼻的方式一致，但雾化器应覆盖于患儿的气管切开套管处。

3. 经家用呼吸机

在雾化器中加入药液，将雾化器与呼吸机相连（图4-7），启动雾化直至不再出雾，结束雾化，取下雾化器并进行清洗。雾化器清洗方式：若患儿离氧不耐受，经皮氧下降，应选用氧气进行雾化驱动；若患儿日常生活中不吸氧，则可选用雾化压缩器进行雾化。

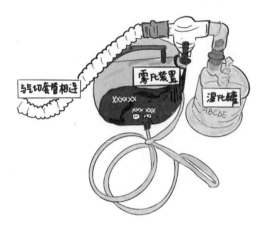

图4-7　呼吸机雾化器连接方法

六、雾化前的准备工作

（1）治疗前30分钟避免患儿过度进食，以免雾化过程中因哭闹导致恶心、呕吐等症状。

（2）雾化治疗前需充分清除气道分泌物，呼吸道分泌物多时，先拍背咳痰，必要时吸痰。

（3）正确组装管路、喷雾器及面罩（或咬嘴）；新开启使用的雾化器因残留有异味易诱发喘息发作或不适，故应在使用前用空气吹3～5分钟。

（4）雾化吸入时最好选择坐位以利于吸入药物沉积到终末支气管及肺泡，对于不能采取坐位者应抬高头部并与胸部呈30°。

（5）雾化器应保持与地面垂直，避免药液倾斜外溢。

七、雾化治疗中注意事项

（1）按照医嘱将药液放入雾化吸入器内，观察出雾情况。若不出雾则停止雾化查明原因。

（2）为患儿摆放舒适的体位，推荐坐位或半卧位，嘱患儿进行深呼吸，使药液能充分达到肺部支气管。

（3）密切关注患儿雾化吸入过程中潜在的不良反应，如出现急剧频繁咳嗽及喘息加重，应放缓雾化吸入的速度观察；若出现呼吸急促、面色发绀、氧饱和度下降，应立即停止治疗并寻求医疗帮助。

八、雾化治疗的效果评价

（1）气急、喘息症状缓解。

（2）咳嗽症状缓解。

（3）痰液稀释，分泌物已被咳出或吸引出。

（4）雾化结束，吸痰后经皮氧改善。

（5）雾化结束，吸痰后呼吸机潮气量较雾化器提升。

九、雾化治疗后注意事项

雾化结束后应及时清洁气管切开周围皮肤，以减少药物在周围皮肤表面上沉积，预防假丝酵因菌（念珠菌）感染。管路与雾化器应该单人单用，避免交叉污染。每次使用后需进行清洁，可选用灭菌注射用水进行漂洗，晾干后存放，以防受到污染，影响治疗，同时根据产品要求定期更换。

参考文献

［1］Lester MK, Flume PA. Airway-clearance therapy guidelines and implementation. Respir Care, 2009, 54(6): 733-50; discussion 751-753.

［2］American Association for Respiratory Care, Restrepo RD, Walsh BK. Humidification during invasive and noninvasive mechanical ventilation: 2012. Respir Care, 2012, 57(5): 782-788.

［3］刘瀚旻，符州，张晓波，等.儿童呼吸系统疾病雾化治疗合理应用专家共识［J］.中华儿科杂志，2022，60（4）：283-290.

家庭内监护及
紧急事件处理

第五章

由于家庭机械通气（home mechanical ventilation，HMV）患儿更容易发生感染、呼吸困难等病情变化，故长期居家照护过程中，需要对患儿进行严密监护。当患儿突发紧急事件时，家长必须意识到这可能是生死攸关的大事，需要迅速识别原因并采取正确的处理措施。

针对如何让家长更好地对患儿进行日常监护评估，本章进行了重点梳理并提出了一些建议，希望通过本章的内容，能帮助家长熟练识别患儿在家庭机械通气中常见的紧急事件，科学处理及预防。

第一节 / 家庭机械通气监护评估内容

一、对家庭机械通气监护的原因

家庭机械通气患儿的情况可能发生迅速改变并难以预测，因此能及时发现患儿有无呼吸困难等异常情况的发生，是家庭机械通气照护过程中的关键，是避免突发危及生命事件的前提。

有些患儿能直接表达出他们存在呼吸困难或者身体不适，但是对于很多婴幼儿或无法自我表达的患儿来说，只能依靠家长识别出患儿出现的问题，而这便依托于家长在日常家庭机械通气管理中进行实时的监护评估。

二、家庭机械通气应该监护的内容

要识别问题，家长必须了解患儿正常情况的表现。这包括患儿在正常呼吸时的样子和声音，正常的生命体征，痰液量及性状，睡眠、饮食、排便及意识情况，监护仪及呼吸机的监护报警情况等。

正常情况下，患儿应该呼吸平稳安静，口唇及面色红润，无烦躁不安等表现，呼吸频率、心率、体温及呼吸机参数均在正常范围

（表5-1），痰液量少且稀薄，经皮氧饱和度可维持在95%以上。

掌握生命体征基线数据，熟记患儿正常的呼吸频率（表5-2）、心率及体温十分重要（表5-3）。同时制作每日家庭监护记录单（表5-4）。

表5-1　生命体征基线数据（心率）

心率（次/分）		
年　　龄	清　醒　期	睡　眠　期
新生儿（＜28天）	100～205	90～160
婴儿（>1个月～1岁）	100～190	90～160
幼儿（>1～3岁）	98～140	80～120
学龄前（>3～7岁）	80～120	65～100
学龄期（>7～14岁）	75～118	58～90
青春期（>14～18岁）	65～100	50～90

表5-2　生命体征基线数据（呼吸频率）

年　　龄	正常呼吸频率（次/分）
新生儿（＜28天）	40～44
婴儿（1个月～1岁）	30
幼儿（>1～3岁）	24
学龄前（>3～7岁）	22
学龄期（>7～14岁）	20
青春期（>14～18岁）	16～18

表5-3　生命体征基线数据（体温）

部　　位	正常体温（℃）
肛　温	36.6～38
耳　温	35.8～38

（续　表）

部　　位	正常体温（℃）
口　温	35.5 ～ 37.5
腋　温	36.3 ～ 37.5

表5-4　家庭监护每日记录单

患儿生命体征

心率：＿＿＿＿＿＿＿＿＿＿＿＿＿＿＿＿＿次/分

呼吸频率：＿＿＿＿＿＿＿＿＿＿＿＿＿次/分

体温：＿＿＿＿＿＿＿＿＿＿＿＿℃

痰液量及性状：＿＿＿＿＿＿＿＿＿＿＿mL

SPO_2：

呼吸机参数

潮气量（VTe）：＿＿＿＿＿＿＿＿＿＿＿mL

呼吸频率（RR）＿＿＿＿＿＿＿＿＿＿次/分

氧浓度（FiO_2）：＿＿＿＿＿＿＿＿＿％

吸气压力（PIP）：＿＿＿＿＿＿＿＿cmH_2O

呼吸末正压（PEEP）：＿＿＿＿＿＿＿cmH_2O

除了患儿的基本生命体征及呼吸情况外，家长还应关注患儿的以下变化：

- 患儿痰液颜色、黏稠度、数量或气味。

- 患儿大便的性状和频率，是否有腹泻。

- 如果有鼻饲管或胃造瘘口，该部位是否有渗漏、发红或感染迹象。

- 患儿食欲是否正常。

- 患儿睡眠是否正常，是否比平时更加嗜睡。

三、判断患儿可能发生了异常情况的方法

当患儿有呼吸困难的迹象时往往提示异常情况的发生。呼吸困难迹象可能包括：

- 呼吸急促、心率增快、体温异常、经皮氧饱和度降低。

- 呼吸困难，表现为鼻翼翕动、吸气时胸骨上窝、锁骨上窝及肋间隙凹陷或点头样呼吸。

- 呼吸方式改变，比如喘息、持续咳嗽、端坐呼吸等。

- 口唇、指甲和皮肤周围呈蓝色或浅灰色。

- 皮肤湿冷。

- 焦躁不安或嗜睡。

- 痰液增多。

（1）当患儿不能在触摸或呼叫醒来时可能提示更加危急的情况发生。早期呼吸衰竭时会有上述呼吸困难的迹象，随着情况加重，患儿可能会出现意识改变甚至呼吸、心跳停止。

（2）当家长感觉到问题或听到监护仪或呼吸机警报时，请先看看患儿状态，然后根据评估情况进行下一步处理，评估及处理可参考"DRS-ABC"流程（表5-5）。

表5-5　DRS-ABC流程

D	• 检查环境危险因素 • 确保安全，移除危险因素，或将患儿转移至安全环境
R	• 通过抚摸、交谈或呼唤患儿名字来检查是否有意识 • 若患儿对抚摸或说话无反应，用力捏耳垂来检查其是否对疼痛有反应

（续　表）

S	• 若无反应，立即拨打120急救车	
A	• 检查患儿是否有呼吸困难 • 检查气管切开管是否在气道内 • 移除所有附件（例如人工鼻、语音阀） 　○ 用吸痰管检查气管切开管是否通畅 　○ 若吸痰管无法通过则需要更换气管切开管或内套管 　○ 若无法插入相同尺寸的气管切开管，请使用润滑剂充分润滑后更换小一号的气管切开管 　○ 若仍然无法插入气管切开管，将吸痰管穿过较小的管子引导进入气管切开口	
B	看、听和感觉胸部呼吸运动，如果不能呼吸： • 若气管切开管在位，用复苏球囊连接面罩或嘴像气管切开管进行2次人工通气 • 若气管切开管移位，用复苏球囊连接面罩对患儿口/鼻进行2次人工通气。同时密闭气管切开造口，必要时用纱布和胶带封住以防止漏气	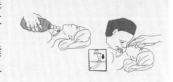
C	• 检查是否有呼吸和生命迹象 • 无生命迹象，开始进行心肺复苏：两乳头连线中点进行15次按压后接2次人工呼吸（按压呼吸比＝15：2，每分钟按压120次） • 持续心肺复苏，直到患儿出现生命迹象或救护车到达	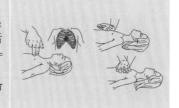

第二节 / 监护、急救物品及使用方法

一、监护和急救物品清单

家庭机械通气时需要预先为患儿准备好监护及急救物品清单，具体物品清单可见表5-6。

表5-6 监护和急救物品清单

监护物品清单		急救物品清单	
脉搏血氧仪：适配的监测探头	☐	复苏球囊：合适的型号及复苏面罩	☐
呼吸机：主机及两套管路等相关配件（见第三章）	☐	吸痰装置：吸引装置及合适型号的吸痰管	☐
		制氧机/氧气钢瓶：规格为5 L/min以上	☐
		气管切开套管：正常型号和小一号	☐
		剪刀	☐
		气管切开系带	☐
		注射器	☐
		转运轮椅：转运患儿时可放置监护仪、家用呼吸机等相关设备	☐

二、正确使用脉搏血氧仪

1. 了解脉搏血氧仪

脉搏血氧仪测量2个参数：氧饱和度和脉搏率。脉搏血氧仪测量血液中的氧气浓度。这是一种无创、无痛监测呼吸和脉率的方法。监测探头可放置在患儿的手指、脚趾或耳垂上。当使用脉氧仪时，家长需要牢记患儿的目标氧饱和度及脉率。

2. 脉搏血氧仪的使用时机

有些患儿需要24小时持续监测氧饱和度及脉率，但有些患儿只需在睡眠时进行监测，因此，家长需要知道何时应该佩戴血氧计。如果不确定，请在出院前咨询医生。

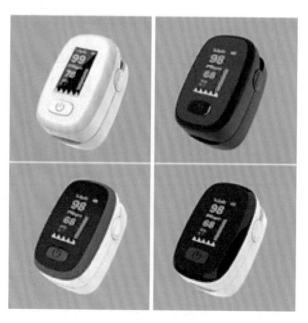

图 5-1　脉搏血氧仪

3. 脉搏血氧仪的使用

（1）将监测探头分别连接到监护仪和患儿的手指或脚趾或耳垂上。

（2）检查红灯和探测器是否正确对齐，检查并去除干扰因素。任何污垢、指甲油或其他材料均可能会干扰脉搏血氧仪监测的准确性。

（3）按电源键开启脉搏血氧仪。

（4）等待脉氧仪校正并从监测探头处获取正确信号。

（5）每4小时更改探头监测位置（如果发现皮肤温度或颜色改变、皮肤破损或传感器部位不适请立即更换）。

4. 处理脉搏血氧仪报警

（1）使用脉氧仪时应确保按规定设置警报界限，请勿随意更改警报设置。报警设置是为了警告家长不安全情况的发生，请务必立即评估患儿情况并进行对症处理。

（2）如果患儿没有发生异常情况，但经皮氧饱和度降低（低于92%），请检查监测探头和部位，并根据需要重新更换监测部位以获得更准确的读数。

5. 清洁脉搏血氧仪

（1）从患儿身上取下监测探头。

（2）断开监测探头与脉氧仪显示器。

（3）用柔软的湿布擦拭显示器，同时避免液体进入。

（4）用乙醇擦拭清洁整个监测探头（可重复使用）和电源线。

（5）重新连接使用前让其风干。

三、正确使用复苏球囊

1. 复苏球囊

复苏球囊是进行人工通气的简易工具。可提供较高氧浓度，且操作简便，是患儿的家庭呼吸支持设备的重要组成部分。尤其是患儿突发病情变化，无法立即解除危险因素，缓解患儿呼吸困难及低氧情况时，可将复苏球囊直接与气管切开管连接或使用复苏面罩覆盖患儿口鼻进行加压给氧，使患儿得到充分氧气供应，改善缺氧状态。

2. 复苏球囊的组成

（1）复苏面罩。

（2）弹性呼吸囊。

（3）单向阀。

（4）氧气连接管。

（5）储气袋。

3. 选择复苏球囊的型号

复苏球囊的型号有三种（表5-7和图5-2）。

表5-7　复苏球囊的选择

复苏球囊型号	成人型	儿童型	婴儿型
适用年龄	＞8岁	1～8岁	＜1岁

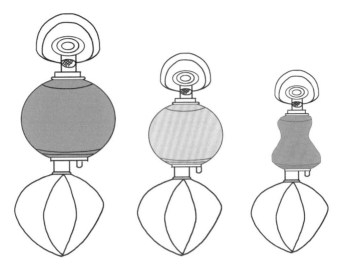

图 5-2　复苏球囊各种型号

复苏球囊面罩型号见图 5-3。

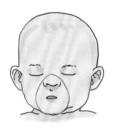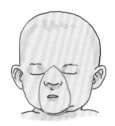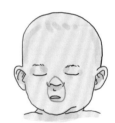

正确：覆盖嘴、　　不正确（太大）：面罩压迫眼　　不正确（太小）：
　鼻、下巴　　　部及超出下颌下缘无法密闭　　没有完全覆盖鼻和嘴

图 5-3　复苏球囊面罩各种型号

4. 复苏球囊的使用情况

（1）当患儿呼吸困难时。

（2）如果呼吸机不工作或电源出现故障。

（3）如果患儿对吸痰耐受性较差，在吸痰前、后可分别使用

1～2分钟。

5. 复苏球囊的使用方法

（1）使用前测试：连接氧气连接管、储气囊、弹性呼吸囊与面罩，将氧流量调至 5 ～ 10 L/min；一个手掌抵住面罩使其密闭，一个手挤压弹性呼吸囊；手能感觉到压力，压力过大时安全阀放气，松手后气囊迅速充盈，则可使用。

（2）正确使用复苏球囊：

- 正确连接复苏球囊各个部件，并连接氧气。

- 将复苏球囊送气端直接连接到气管切开套管（气管切开者）或连接复苏面罩后覆盖患儿口鼻（非气管切开者）。

- 如果气管切开套管有气囊，一定要给气囊充气。

- 如果正在使用语音阀，必须先卸下语音阀。

- 用一只手按照 2 ～ 3 秒/次的速度挤压弹性呼吸囊。

- 如果患儿存在自主呼吸，试着在他们吸气时挤压弹性呼吸囊。

- 挤压时注意患儿胸部是否上升。

6. 复苏球囊的清洗

（1）至少每月清洁一次或污染后及时清洁。

（2）拆开各个部件，检查每个部分是否有磨损。

（3）用温肥皂水填充水槽或水桶，将所有部件浸泡 20 分钟后冲洗干净。

（4）在水槽/桶中加入 75% 乙醇，再浸泡 20 分钟后冲洗干净。

（5）用干净的毛巾擦干后充分晾干。

（6）按照说明书重新组装各个部件。

第三节 紧急事件识别、处理与预防

当患儿突然发生呼吸困难、意识改变甚至心搏骤停时往往提示紧急不良事件的发生，具体评估内容和判断方式见第五章。

最常见的紧急事件包括：气管切开管移位或意外滑脱、气管切开管堵塞、气管切开管出血、误吸、呼吸机故障（见第三章）等，接下来我们将针对每个事件的识别、处理及预防进行详细讲解。

一、气管切开管移位或意外滑脱

1. 气管切开管移位或意外滑脱

当气管切开管的系带太松时，管子可能会被咳出、拉出或从气道中掉出，此时患儿将出现呼吸困难。

2. 防止气管切开管移位或意外滑脱

（1）检查以确保气管切开管系带牢固、干燥且完好无损，如果系带松动，请将其拉紧。如果发生损坏或断裂时请及时更换。

（2）不要让患儿或其他人随意拉扯气管切开管系带。

（3）避免剧烈呛咳。

3. 气管切开管移位或意外滑脱的迹象

（1）突然出现呼吸困难且伴有声音，或者有些患儿发出比之前更大的声音。

（2）焦躁不安。

（3）嘴唇、指甲和皮肤周围呈蓝色。

（4）无呼吸，意识丧失。

4. 气管切开管移位或意外滑脱的处理

（1）保持冷静，但要迅速采取措施，充分润滑后尝试重新置入同型号新的气管切开管，若您无法放置相同型号的气管切开管，可尝试放置小一号的管子。

（2）拨打120急救电话，若无法成功重新置管，使用复苏面罩及球囊开始人工呼吸和（或）心肺复苏术。

二、气管切开管堵塞

1. 痰栓

是指堵塞在气管内的黏稠痰液形成的栓子，主要是因为支气管内感染细菌和病毒，出现炎症导致气管内分泌物多且过于黏稠，无法及时排出，从而堵住细小的气管。

2. 防止痰栓形成

（1）确保患儿每日摄入足够的水分。

（2）当患儿痰液黏稠时，根据医嘱进行雾化治疗。

（3）气管切开患儿非雾化期间佩戴人工鼻或使用主动湿化装置。

（4）鼓励患儿主动咳出分泌物。

（5）若患儿无法主动有效咳出痰液，需要每天至少吸2次痰。

（6）定期更换气管切开管，若发生意外情况（例如气切管阻塞、意外脱管等）及时更换。

3. 气管切开管堵塞的迹象

（1）呼吸困难，气切管内发出干哨声。

（2）难以将吸痰管插入气切管内。

（3）嘴唇、指甲和皮肤周围呈蓝色。

（4）没有呼吸，意识丧失。

4. 气管切开管堵塞的处理

（1）尝试充分吸引气切管内分泌物。

（2）将无菌生理盐水滴入气管切开管内，再次尝试充分吸引，此步骤可反复尝试3次。

（3）如果仍无法通过将吸痰管充分置入气切管内，拨打120急救电话并尽快更换新的气管切开管。

（4）如果气管切开管更换无效，开始人工呼吸和（或）心肺复苏术，等待救护车到来。

三、气管切开管出血

1. 气管切开管内出血

（1）气管切开管内流出鲜红色的血液是十分危险的征兆，可能是由于气道受到强烈刺激或发生溃疡导致。此时需要立即将患儿送去医院就诊。

（2）痰液中带血丝也不能轻易忽视，这可能源于：气道过于干燥、感染、剧烈咳嗽、气道受到刺激、外伤、气道内有异物等。

2. 防止气管切开管内出血

（1）定期医院随访，确保气管切开管安全合适。

（2）吸痰及更换气切系带时轻柔操作。

（3）充分温化湿化治疗。详细参见第四章。

（4）如果患儿出现感染迹象或咳嗽加重，请尽早为患儿进行治疗。

3. 气管切开管出血的处理

（1）处理鲜红色出血：保持冷静，拨打120急救电话，气管切开管内滴注1 mL生理盐水后轻柔吸引分泌物，防止堵塞。

（2）处理带血的痰液：增加温化湿化力度，避免患儿剧烈咳嗽，减少气道刺激，尽快致电医生进行检查。

四、误吸

1. 误吸

固体、液体或唾液进入气道而不是进入食管，代表患儿发生了误吸。

2. 误吸的迹象

（1）吞咽时患儿常咳嗽。

（2）从气管切开管中咳出吞咽的食物或液体。

（3）患儿经常出现肺部感染。

3. 预防误吸

（1）进食较为浓稠的食物，较黏稠的液体比稀薄的液体可降低误吸的风险。

（2）进食时慢慢咀嚼和吞咽。

（3）进食或饮水时保持上半身直立位。

（4）遵循医生的饮食医嘱，必要时根据医嘱使用一些药物。

4. 发生误吸时的处理

（1）发现患儿发生误吸时，立刻停止进食，并将生理盐水滴入气管切开管内进行冲洗并用吸痰管充分吸净，直到气管切开管内没有液体或食物残渣。

（2）如果气管切开管被食物阻塞，请立刻更换新的气管切开管。

（3）若发生严重误吸，孩子呼吸困难不能缓解，立刻拨打120急救电话，送医院就诊。

参考文献

[1] Bayliss M, Hamp C, Johnson D, et al. Ontario, Canada. June 2010. Optimizing Respiratory Therapy Services. A Continuum of Care from Hospital to Home. Patient/Clients and Caregivers. June 2010. Section 3, Troubleshooting page1.

[2] The John Hopkins Hospital Medicine Health Library. http://www.hopkinsmedicine.org/healthlibrary/conditions/respiratory/.

[3] College of Respiratory Therapists of Ontario's Optimizing Respiratory Therapy Services: A Continuum of Care from Hospital to Community [M]. Bayliss M, Hamp C, Johnson D, et al. Ontario, Canada. June 2010. Section 3, Troubleshooting page1.

长期机械通气患儿的家庭康复

第六章

　　康复训练的持续实施对长期机械通气患儿远期预后的改善非常重要。家庭是患儿最熟悉最有安全感的环境，有利于各种康复方法的开展，也有利于康复技能的泛化和掌握。家庭成员是患儿接触时间最长、最亲近的群体，是提供康复服务的主要参与者，不仅是促使患儿接受康复的决定者，也是康复服务的教导者，是家庭康复的专业培训对象。家庭康复在患儿的功能促进中发挥着不可替代的作用。

　　所有康复训练均应以康复评估为前提，康复计划应由康复医师和康复治疗师在与临床、营养、呼吸等多学科专业人员的沟通后制定，并在康复专业人员的定期监管下实施。本章重点介绍如何在家庭中实施运动康复、呼吸康复和口腔康复、语言康复等康复活动。

第一节／运动康复

一、康复的目标

康复的目标包括但不限于以下方面：教育患儿及家长、预防或最大程度减少肌肉骨骼的挛缩和畸形、提升患儿对各种姿势的忍耐度、提高活动独立性、提高耐力和对一般运动的耐受力、减少或消除焦虑和抑郁、减轻疼痛、提高适应环境和应对环境变化的能力、提高患儿与家长的生活质量。

二、运动康复的作用

运动康复可以减轻关节肿胀、预防或减轻肌肉萎缩、防止关节挛缩、促进骨折愈合，还可以改善认知功能、矫正异常姿势并提高生活活动能力。

三、家庭运动康复的安全性

有大量证据证实，机械通气患儿在生命体征稳定后就可以接受康复治疗。运动康复对于机械通气患儿是安全的、有效的，也是非常必要的。出院后的患儿病情处于稳定期，规范的运动康复是安全的。

当然，在某些情况下，运动康复需要暂停，并尽早联系医生，这些情况包括：抽搐、发热超过38℃、外伤、骨折或骨折未愈合、剧烈疼痛、任何原因导致的呼吸、脉搏、血压等生命体征不平稳，以及新出现的其他身体不适等。

四、常用的运动康复方法

运动康复的常用方法包括按摩和牵伸手法、维持关节活动度的训练、增强肌力的训练、恢复平衡的训练、移动训练、步态训练、增强心肺功能的有氧耐力训练以及日常生活活动训练、感觉功能训练等。

五、患儿无法脱机时康复训练的必要性

家庭康复训练对长期机械通气患儿的成功呼吸管理、日常生活活动能力的重建及恢复至关重要。患儿即使最终不能完全脱离呼吸机，也有可能恢复或重新掌握身体活动能力，使生活质量得到最大程度的优化。

六、使用呼吸机时患儿的体位

体位摆放是家庭康复训练的重要方法之一。不同的体位可以刺激并促进相关肌肉骨骼以及运动功能的发展和恢复，还可以利用重

力对心肺和心血管功能产生改善效应。但是由于患儿的功能障碍，可能需要家长帮患儿摆放适合的体位。

仰卧位 可以让患儿使用身体前面的肌肉（"屈肌"），能够帮助关节屈曲，伸手和抬腿、踢腿，卷曲肚子。倾斜的仰卧位（如坐在婴儿车或汽车座椅、定制座椅中），也能达到同样效果。

俯卧位 哪怕是较短的时间，也可以帮助患儿使用身体背面的肌肉（"伸肌"），能够伸直关节，能够训练手臂支撑、摆动下肢、屁股扭动，使肺部痰栓松动等。

侧卧位 可同时刺激患儿使用屈肌和伸肌，能够帮助患儿翻身、向前或向后踢腿、双手放在一起或拿到嘴边、玩手等。另外，从仰卧翻成侧卧、侧卧翻成仰卧、翻成俯卧，仰卧翻成俯卧等，对孩子的心肺功能以及活动能力都非常有益。

家长可以在家给患儿摆放不同的体位，时间可根据患儿的舒适度、耐受程度来安排。当然，还要注意呼吸管道的安全。记住，患儿可能很难耐受某些体位或者不能停留太长时间，但是无论哪种体位对患儿都是很有好处的，即使只能持续很短的时间。

七、家庭康复训练的频次和时长

每天都需要给患儿做家庭康复。所有患儿都需要足够的时间和充足的机会来改善或恢复功能，而这些功能都需要通过足够的训练来提高。

家长需要成为好的观察者，注意患儿喜欢什么、能做什么，并对之做出反应；要安排并创造训练时机，让患儿能在最佳状态下进行训练。如给患儿换尿布时，可以鼓励并引导患儿抬腿、踢腿、抬屁股，当给患儿换衣服时，可以引导并帮助患儿伸手、抓衣服等。

每次训练不需要花很长的时间。因为干预的目标是让患儿会日常应用某个动作，而不仅仅是在训练的时候把动作做正确。为了达到这个目的，应该尽早开始训练，当患儿出现了部分能力时，就适当减少这种训练，同时积极将该动作融入日常生活活动中去，从而达到改善活动的目的。

八、按摩、拉伸训练对患儿恢复的益处

按摩、拉伸可以预防肌肉由于不活动而出现的萎缩、缩短，反复持续的拉伸训练可以提高肌肉的柔韧性，经过一段时间训练后，关节可能会恢复全被动活动范围。长度合适的肌肉更强壮有力、工作效率高，适当长度的肌肉对患儿来说更便于使用、更容易学习新技能；而缩短的肌肉不仅使用起来费力，还会干扰孩子的功能和日常护理，如：手肘弯曲会使患儿穿衣服变得困难。

九、应对患儿在拉伸时的不配合

规范的拉伸技术非常重要。肌肉越短，拉伸训练就越困难，也存在损伤的风险，因而拉伸训练必须小心进行。哪些肌群需要拉伸、如何拉伸、拉伸时的注意事项等，都要由康复治疗师进行指

导。注意，为了让家长和患儿适应每天的拉伸，可能需要花上几天或1周以上的时间坚持进行训练。拉伸之前进行适当的热敷和按摩可能会让患儿感觉好受一点儿。

十、针对不能自主活动的患儿可以进行的康复训练

家长可以帮患儿做很多肢体动作，如手、手臂、头、身体、腿、脚等部位的被动活动，每个动作都能预防卧床不动和疾病引起的不良后果，同时提高患儿的呼吸、运动等功能。

以下是推荐进行的一些活动，家长可以在患儿情绪良好的情况下或每次换尿布后，用3种不同的速度（慢速、快、最快）分别做一遍。做运动时要与患儿尽可能进行愉快的眼神交流和声音交流，这样可以鼓励患儿积极地参与到这项活动中。

1. 手臂运动

如果在做动作时，患儿的手臂绷紧，动作就不要太快。

让患儿躺着或斜躺着面对你，家长把拇指放入患儿手掌内，握住患儿的手，家长的拇指尖靠在患儿的拇指和示指之间，然后家长用其他手指轻轻握患儿的手和手腕。也可以轻轻握住患儿的前臂、手肘、上臂等部位，然后进行以下活动：

（1）拳击（图6-1）。轻轻将右臂向上拉，直到肘部伸直，停留6～10秒。轻轻将右臂向下推，同时将左臂向上拉，直到左臂肘部伸直，停留6～10秒，重复2次。接下来，以快速重复拳击动作，最后用最快的速度完成。

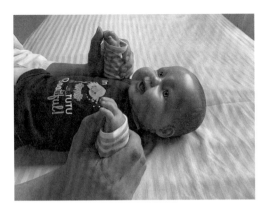

图6-1 拳击动作示范

（2）向里向外运动（图6-2）。轻轻将双臂向上拉，直到肘部伸直，大约与肩垂直；慢慢地把双臂向两边伸展，停留6～10秒；慢慢地挥动手臂，交叉在胸前，停留6～10秒。重复2次。接下来，以快速做，然后以最快的速度做。

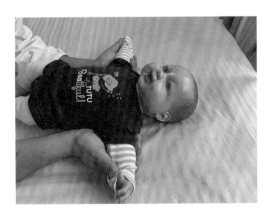

图6-2 上肢向里向外动作示范

（3）风车（图6-3）。轻轻将双臂向上拉，直到肘部伸直，大约与肩垂直；慢慢地把一条手臂向上摆动到头的旁边，另一条手臂放在躯干旁边，停留6～10秒。交换两只手臂的位置，停留6～10

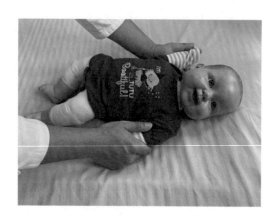

图6-3　风车动作示范

秒。重复2次。接下来，以快速做，然后以最快的速度做。

2. 腿部运动

家长在做动作时，患儿的腿部绷紧，动作就不要太快。

患儿躺着或斜躺着面对你。家长用拇指握着他的脚掌，用其他手指轻轻握他的脚背。也可以轻轻地握住患儿的脚踝、小腿、膝关节、大腿等地方。

（1）打水（图6-4）。轻轻将右腿向上拉，直到膝部伸直，停留

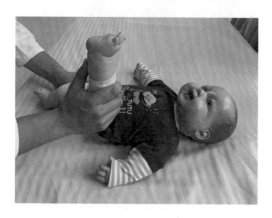

图6-4　打水动作示范

6～10秒。轻轻将右腿向下推，同时将左腿向上拉，直到膝部伸直，停留6～10秒。重复2次。接下来，以快速重复动作，然后用最快的速度完成。

（2）向里向外运动。轻轻将双腿向上拉，直到膝部伸直，且大约与身体垂直；慢慢地把双腿向两边打开，停留6～10秒；慢慢地收拢双腿，合并在中线，停留6～10秒。重复两次。接下来，以快速做，然后以最快的速度做。

（3）踏车（图6-5）。患儿双腿屈曲，轻轻将患儿双腿的膝盖向上拉，直到膝盖贴近肚子；慢慢地把患儿一条腿向下推到床面，另一条腿保持不动，停留6～10秒。交换两条腿的位置，停留6～10秒。重复2次。接下来，以快速做，然后以最快的速度做（同"打水"动作，但下肢抬起时膝盖弯曲90°）。

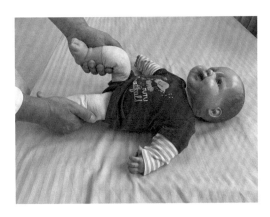

图6-5 踏车动作示范

3. 躯干动作

患儿躺着，头下垫一个低枕。家长蹲或坐在患儿的脚头，面对患儿。

（1）左右旋转（图6-6～图6-8）。轻握患儿双膝，轻轻将双腿向上拉，直到膝部贴近肚子；慢慢将双腿转向患儿的左侧、停留6～10秒，返回；慢慢将双腿转向患儿的右侧、停留6～10秒，返回。重复2次。接下来，以快速做，然后以最快速度去做。

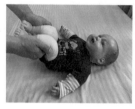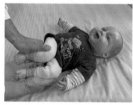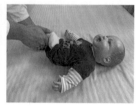

图6-6～图6-8　躯干左右旋转动作示范

（2）双桥（图6-9）。轻握患儿双膝，轻轻将双腿向上拉，直到患儿双足紧贴床面，双足分开与髋同宽；家长用自己身体或一侧手臂固定患儿的小腿和膝盖，接着用手慢慢地去引导并帮助患儿抬起臀部，抬至患儿的最高处，停留6～10秒，返回。重复2次。接下来，以快速做，然后以最快的速度做。

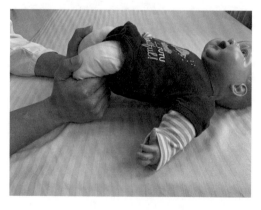

图6-9　双桥动作示范

（3）单桥（图6-10）。轻握患儿左膝，轻轻将左腿向上拉，直到左足紧贴床面；家长用自己的身体或一侧手臂固定患儿的小腿和膝盖，接着用手慢慢地去引导并帮助患儿抬起左臀，抬至患儿的最高处，停留6～10秒，返回。重复2次。接下来，以快速做，然后以最快的速度做。再重复做右侧。

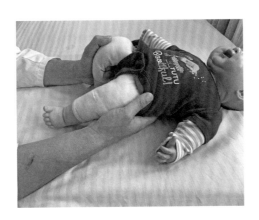

图6-10　单桥动作示范

4.咳嗽活动

患儿上半身抬高30°斜躺，家长面对患儿，将双手放在患儿的上腹部，然后对上腹部或前胸壁施加轻轻的快速的向上推力，放松，同时可以鼓励患儿咳嗽。重复3～5次。

十一、有手脚活动能力的患儿肢体活动

随着患儿肢体活动能力的改善，需要让患儿逐步增加主动活动。比如，各种体位的主动转换，逐步实现辅助下或者独立的坐、站、走等活动，逐步延长活动时间，同时可以适当练习一些独立生

活相关的活动，比如进食、洗漱、穿衣、如厕等，对于使用呼吸机的患儿，这些活动的开展需要康复医师和治疗师的指导，切记要循序渐进，确保安全。

娱乐对于患儿也是非常重要的，适当的娱乐不仅让患儿心身愉快，还是锻炼患儿主动活动的良机。如：可以让患儿点击屏幕、翻书、活动肢体、配合进行韵律活动、模拟肢体协调运动等，对于已经脱机的患儿，除了进行呼吸和发声的训练以外，还可以进行唱歌等活动，进一步提高呼吸肌的力量。

十二、患儿的下床活动

运动康复的目标之一就是让患儿获得最大限度的自主活动，包括床上移动、下床、坐在椅子上、辅助下站立或独立站立、辅助下行走以及独立行走等。经过适当的运动康复，使用呼吸机的患儿也可能在家人帮助下携带呼吸机行走，或者在脱机锻炼的时候站立和行走。站立和行走会进一步改善整体运动功能，反过来促进呼吸功能的进一步改善，为脱机提供更好的机会。当然，适当适度的下床活动需要在康复医师和治疗师的指导下实施，携带呼吸机活动时尤其要注意管道的安全。

十三、其他的干预手段

其他干预手段包括矫形器、日常活动的辅助设备以及药物、手术等。每个患儿和家庭都有各自独特的问题和需求，是否需要以及需要何种矫形器和辅助设备应请康复医师和治疗师进行评估后提出建议。是否需要进行药物和手术的干预也应由专业人员进行评估。

十四、进行家庭康复训练时的安全防护

为了让患儿能安全地完成家庭康复训练计划，在训练的各个阶段都需要做好充分的准备工作。

开始前，要跟孩子做好沟通；时间最好安排在饭后1小时、换好尿布、情绪好、精神佳时；可以让患儿参与设定和选择训练活动内容；调整环境，如光线明亮、温度适宜、安静或播放适合活动的音乐、布置简洁等；备好所需的工具，如软垫、毛巾、吸痰管等。

训练中，需要与患儿随时保持互动，密切关注患儿的表情、动作等，一旦观察到患儿有不适，如疼痛、呼吸急促、吵闹、抗拒等表现时，立即停止，给予安慰，安慰后如果患儿的不适持续存在甚至加剧，应尽快联系医生或去医院进行检查；要边做训练边跟患儿讲话，使患儿放松、注意力集中；训练的持续时间、次数、强度、方法应以患儿能够耐受为宜；动作、力量要轻柔、切勿过于用力；每项活动都需要有热身、动作、放松3个阶段。

训练完成后，要告知并鼓励患儿"这次训练完成了，你做得很好……"，也可给予奖励，如拥抱、亲吻等；结束后让患儿休息；整理好环境。

以上这些都可以帮助家长和患儿安全地完成家庭康复训练。

第二节 / **呼吸康复**

呼吸康复是为改善呼吸系统功能而实施的康复，是一个综合干预的过程。对儿童重症监护室的患儿早期进行积极的个体化呼吸康复可以帮助更早撤机，同时还可以改善患儿的生活质量。出院后的患儿应继续坚持训练，适量的、简便的、家庭中可操作的呼吸康复能够帮助患儿更好地改善呼吸功能，提高独立生活活动的能力。

一、长期卧床使用呼吸机的患儿进行的呼吸康复

呼吸功能的改善必须建立在整体活动功能改善的基础上，长期卧床的带机患儿可以实施如下康复：

1. 姿势管理

最不提倡平卧。上半身抬高的卧位和坐位或立位能改善心肺功能，也有利于促进运动、进食、娱乐、社交等其他功能恢复。如果患儿不能独立维持坐位或站立位，甚至只能维持卧位，则需要患儿家属频繁辅助转换体位（至少1～2小时1次）。

2. 上肢运动

包括被动的上肢活动以及主动的上肢力量训练，具体实施应由

康复治疗师进行计划制定和操作指导。

对于上肢肌肉不能主动收缩的患儿，可进行肌肉按摩以及被动的肩关节、肘关节活动等，做的时候务必注意保护关节，避免过度牵拉损伤关节和肌肉。

对于上肢肌肉有主动收缩但是不能独立抬离床面的患儿，可以进行肌肉按摩、辅助下的肩关节全范围活动、肘关节屈曲活动、辅助抓握等。

对于可以将上肢抬离床面或者有一定对抗阻力能力的患儿，可以实施主动手臂力量训练，包括各关节主动活动以及抗阻力活动（比如，主动伸手够物、屈肘、抓物、弯曲上臂跟家长"拔河"、提起重物、撑手）等。

3. 其他全身运动

从被动关节活动一直到行走都包含在内，如全身尤其下肢的被动关节活动、主动关节活动、桥式练习、床上坐位、床边坐位、床到椅的转移、站立、辅助下行走、行走以及床边的躯干控制训练和力量训练等，均需根据患儿的意识状态、功能水平、力量、配合程度等进行判断和选择，并由康复医师和治疗师指导家长实施。

4. 呼吸肌力量训练

对于能够自主呼吸但不能脱机的患儿来说，可以通过短时间适当减少呼吸机支持参数的方法来锻炼呼吸肌力量，但需要在医务人员的监管下进行。

对于能够有一段时间进行脱机锻炼的患儿，可以鼓励患儿在脱机期间进行深呼吸、主动或刺激下咳嗽等方法进行呼吸肌锻炼。

呼吸肌的力量训练不能急于求成，过度的训练会减少患儿的耐力，导致患儿对训练的恐惧心理，甚至造成一定的危险，家长需要遵从康复医生和治疗师的指导，循序渐进，确保安全而有效地进行训练。

二、患儿脱机后需要做的呼吸训练

成功脱机并不意味着呼吸功能就恢复正常了，长期机械通气导致的呼吸肌萎缩和无力需要长时间的康复训练，才能逐步恢复。除了全身的主动活动以外，还可以让患儿进行如下训练：

1. 腹式呼吸训练

仰卧，把右手放在胸部，左手放在腹部。尽量放松双手，感受呼吸时胸部和腹部的运动。用鼻子吸气，用嘴呼气。吸气时，最大限度地鼓起腹部、胸部保持不动；呼气时，腹部缓缓回落，胸部保持不动。细心体会腹部的一起一落。

2. 缩唇呼吸训练

用鼻吸气、用口呼气。呼气时将口形缩小似口哨状并发出轻微声响。吸气与呼气时间之比在开始时为1:2，通过训练，可以逐步延长呼气时间，以达到1:5作为目标。

缩唇呼吸可与吹纸巾、吹风车、吹气球等练习配合，根据患儿进步的情况，逐步延长吹气时间，也逐步延长纸巾或风车和嘴巴的距离（图6-11和图6-12）。

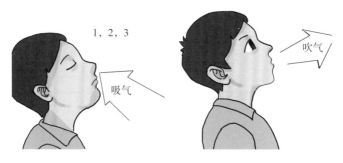

图 6-11　缩唇呼吸训练

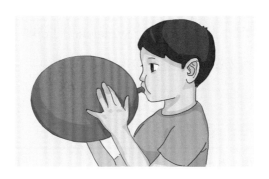

图 6-12　吹气球

（1）主动循环呼吸法：是重要的呼吸训练方法，包括呼吸控制（BC）、胸廓扩张运动（TEE）、用力呼气技术（HUFF），最后进行咳嗽，每个步骤都有操作技巧，需要在康复治疗师指导和示范下学习，才能掌握此技能，通常应用于意识清楚、能够配合指令的患儿。训练频率为1～2次/天，5～7天/周，持续2周以上。

（2）咳嗽练习。

方法一：咳嗽刺激法（针对呼吸肌力较好的患儿）：用拇指指腹按压胸骨上窝气管处。

方法二：手法辅助咳嗽（对呼吸肌力较弱的患儿）：在胸廓或

上腹部施加额外压力的同时让患儿用力呼气。

第三节 / 口腔康复

一、长期机械通气患儿常见口腔功能障碍的表现

（1）将食物放置在嘴巴里比较困难。

（2）无法控制口中的食物或唾液。

（3）无法咀嚼或吞咽。

（4）吞咽前、中、后会咳嗽。

（5）咽喉部经常会有痰音等。

有些患儿没有插鼻胃管或进行胃造瘘，但这并不意味着口腔功能障碍不存在！

二、长期机械通气患儿常用的家庭口腔康复方法

1. 张嘴困难的训练

尝试进行口腔按摩，可以一边按摩一侧脸颊（咀嚼肌），一边对患儿的下巴向下施力，并对患儿进行口头鼓励，使患儿顺利张嘴（图6-13）。

当患儿张嘴后，家长还需要用卷起来的纱布触碰牙齿和前牙

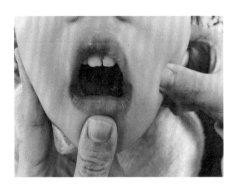

图 6-13　张嘴困难的训练动作

龈，如果患儿立即咬住，说明有咬合反射，就要用不易断裂的勺子进行喂食，尽量避免让勺子碰到患儿的牙齿或前牙龈，这可能需要尝试多次才会成功。

2. 双唇功能的训练

对于能说话的患儿，可以让他试着说"爸爸抱宝宝"来锻炼双唇闭合。如果患儿不能说话，可以要求患儿模仿家长，移动下巴并维持双唇闭合，或者要求患儿用双唇含住吸管、勺子或叉子。

3. 舌功能的训练（图6-14和图6-15）

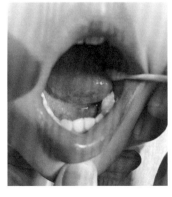
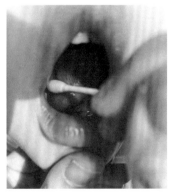

图 6-14　引发舌自主运动　　图 6-15　引发舌自主运动

让患儿练习舌头左右运动，交替碰到口内的两侧。如果无法做到，可以用棉签在舌头两侧施力，让他对抗棉签，诱发出舌的自主运动。

要求患儿假装清除口腔顶部黏着的食物，用舌头从前方的齿龈处一路移动到后方的软腭。

4. 咀嚼功能的训练

用纱布卷成圆条，一端先浸在滋味好的液体中，可先挤掉多余的液体，湿的一端放到患儿舌头的中线上，干的一端留在嘴巴外面，要患儿将纱布条移向一侧牙齿咬一下，再移动到对侧牙齿也咬一下，依序进行。如果纱布被卡在某处无法移动，那么就帮患儿先拿出来，再放回舌头的中线上。

三、训练长期机械通气患儿进食时需要注意的问题

训练长期机械通气患儿进食前，务必要确认患儿可以安全经口进食（不会误吸到气管中）。训练时需要注意以下几点：

1. 使用最佳的进食姿势

对于舌头控制不佳、不能调控口腔中食团的患儿，在把食物送入口中时，先让患儿头部前倾，当他准备好进行吞咽的时候，再将头向后仰，将食物从口部倒入咽部。要注意，不能从进食一开始就仰头，这样会导致食物进入气管。

如果家长无法判断，喂食的时候，就让患儿头部和躯干保持在一直线上。头后仰会开放气道，需要小心避免。

2. 选择食物放到口中的最佳位置

食物通常应该放在口腔感觉比较敏感和功能比较好的一侧。如果进食液体时需要送到口腔后侧，可以使用吸管或滴管；在把黏稠食物放到口腔特定位置的时候，可以使用压舌板来放置食物。

3. 选择最佳的食物质地

对于口腔控制不太好或者吞咽动作反应比较慢的患儿，可以先尝试黏稠的液体，再慢慢改为稀释的液体，比如苹果泥或土豆泥。然而，黏稠的食物如果吞不下去，还是建议可以尝试液体为主，这需要观察患儿的进食表现再决定。

4. 改善口腔感觉

如把食物送入口中时，增加勺子下压舌头的力量；给予患儿味道酸的食团；给予患儿冰冷的食团等。

第四节 / 语言康复

大部分长期机械通气患儿都会进行气管切开。气管切开术虽然能解决患儿的呼吸困难和窒息，但同时也会带来一系列生理、功能性改变。气管切开的患儿大部分存在吞咽困难，常表现为误吸，严重时还可导致吸入性肺炎的发生，可危及生命。

气管切开患儿由于气流不能通过上呼吸道正常地呼出，正常的言语交流受到限制，对社会交往、护理活动开展及生存质量产生负面影响，无法说话会增加患儿的心理困扰、抑郁和不适。

针对以上情况，对于能有足够时间脱机呼吸的患儿，可以尝试佩戴语音阀，即说话瓣膜。语音阀结合康复治疗可以作为长时间不能封管的气管切开患儿的首选！

一、了解语音阀

语音阀是一个单向、闭合的硅胶阀，患儿在吸气的时候单向阀打开，让空气或氧气进到肺里，而呼气时单向阀关闭，迫使呼出的气体通过声带，从鼻腔和口腔将气体排出，从而使气管切开患儿能够发声、说话（图6-16和表6-1）。

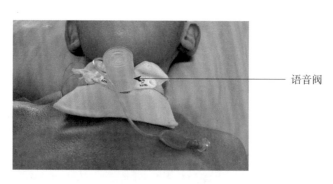

语音阀

图6-16　语音阀

表6-1　语音阀的优点和停用指征

可进行言语交流，能表达自身意愿及需求，进而改善患儿身心状况	出现严重的气管狭窄或水肿

（续 表）

提高患儿的嗅觉及味觉功能，降低误吸发生率，改善吞咽功能	长期放置语音阀后引起大量黏稠分泌物，而且不易咳出
增强上呼吸道感觉功能，患儿可感觉到分泌物的存在，并通过咳嗽及清嗓等反应排出分泌物，可预防吸入性肺炎及气道阻塞等并发症	气管切口处有肉芽增生
为患儿尽早开展呼吸训练奠定了基础	气囊放气后不能维持足够的通气量

1. 佩戴语音阀后的康复训练

（1）语言训练：佩戴语音阀后，可以让患儿先从表达数字开始，如"1、2、3……"，再发简单词语如"是，不是……"，然后可以表达更复杂短句或长句。

（2）呼吸训练：保持平稳呼气，维持足够的通气量，是佩戴语音阀的基本要素。可以指导患儿进行相关呼吸康复训练，包括缩唇呼吸、发声笛练习及吹哨子练习等。

2. 长期机械通气患儿语言康复训练

（1）康复目标：语言康复的首要目标是提升患儿的沟通能力，在沟通中逐步提升患儿的语言理解和表达能力，最终促进语言能力最大限度地发展。

（2）干预方法：使用"辅助沟通系统"（图6-17）。在语言能力无法迅速改善的时候，使用辅助沟通系统可以让我们更好地了解患儿的需求，还可以让患儿积累语言的符号，增加输入，帮助患儿更快发展出口头语言。

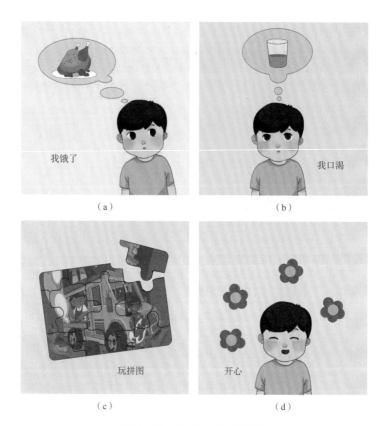

图6-17　辅助沟通用图片

　　总之，家长不能因为患儿当下无法说话而强迫患儿说话，语言是顺其自然的一种表达方式（表6-2）。

　　只有有效的沟通，才有可能发展出有效的语言！

　　建立有效的沟通、了解患儿的表达需求应该是照护的首要目标！

表6-2　辅助沟通系统的应用方法

人　群	学龄前儿童	学龄期儿童	无法应用手、眼回应的患儿
材料类型	图片、照片	画板	提前准备好录好的语音

（续　表）

人　群	学龄前儿童	学龄期儿童	无法应用手、眼回应的患儿
材料内容	药物、食物、身体部位、吃、喝、上厕所、调整体位、疼、痒、开心、难过、伤心、痛苦等，要包括动词、名词，有条件的可以扩展更多的形容词。图片内容和大小需适应孩子水平	画画或者文字、拼音等	内容可以是：我饿了；我渴了；我不开心；我想吃水果；我想玩游戏；我想看绘本等
沟通方法	用看或者指的方式，进行二选一。图片可放在相册中。患儿熟悉后，可以自己拿起相册，指出想表达的内容主动和家人沟通。	家长用语言配合书写沟通，患儿用画画或书写或指示等回应	家长通过对患儿当下表情或眼神的猜测，把录音放给他听，患儿通过摇头、点头或眨眼表达
注意事项	当家长问患儿问题时，一定要选择两张图片，用视觉提示的方法提示患儿选择一个，然后带患儿去指或者直接去拿图片，而不是让患儿靠听去回答问题	家长问患儿问题的时候要写下来，家长边读边问患儿，然后写出2个答案，让患儿选择，带孩子去指	控制播放速度，关注患儿的表情和身体语言

第五节　门诊康复和随访评估

长期机械通气患儿的康复是一个系统工程，需要在康复医师、临床医生以及康复治疗师的监管和指导下进行。从PICU出院后的半年到一年时间内是促进各项功能进步的关键时期，如能在康复专业机构接受康复治疗，或者在康复门诊接受定期训练，同时结合家庭康复，可能最大限度地提升患儿功能、促进脱机、改善长期预后。

长期机械通气患儿往往存在多系统问题，需要接受多个专业的定期随访，随访间隔时间需要根据患儿的具体情况，由临床医生和其他相关专业人员协调后确定，通常建议随访间隔为 1～3 个月。如居家期间发现患儿出现生命体征不稳定、疼痛、功能退步、营养状况恶化、管道问题或者其他新的不适，应及时就医。

家长应带长期机械通气患儿定期门诊随访，接受呼吸管理评价和指导，同时接受营养、疼痛、骨关节、运动功能、认知功能、语言功能、生活自理能力等多维度的针对性评价，根据评价结果调整康复干预方案，接受专业人员的干预指导，以期给患儿一个更好的预后。

参考文献

［1］ Schwei ckert WD, Hall J: ICU-acquired weakness. Chest, 2007, 131: 1541–1549.

［2］ NICE. NICE Clinical Guideline 83: Rehabilitation Afer Critical Illness. London, UK: National Institute for Health and Care Excellence, 2009.

［3］ Seymour JM, Moore L, Jolley CJ, et al. Outpatient pulmonary rehabilitation following acute exacerbations of COPD. Thorax 2010, 65: 423–428.

［4］ El liott D, McKinley S, Alison J, et al. Burmeister E: Health-related quality of life and physical recovery after a critical illness: a multicentre randomised controlled trial of a home-based physical rehabilitation program. Crit Care, 2011, 15: R142.

［5］ Darrah J, Law M, Pollock N. Family-centered functional therapy — a choice for children with motor dysfunction. Inf Young Children, 2001, 13: 79–87

［6］ Gomes et al.Early mobilization for children in intensive therapy: a protocol for systematic review and meta-analysis. Medicine, 2020, 99: 30.

［7］ Connolly B, Salisbury L, O'Neill B, et al. for the ERACIP Group.Exercise rehabilitation following intensive care unit discharge for recovery from critical illness. Cochrane Database of Systematic Reviews, 2015, Issue 6. Art. No.: CD008632.

［8］ Bernie Bissett, et al. Respiratory Muscle Rehabilitation in Patients with Prolonged Mechanical Ventilation: A Targeted Approach［J］. Critial Care, 2020, 24(1): 103.

［9］ 中国呼吸重症康复治疗技术专家共识.中国老年保健医学杂志［J］, 2018，16（5）：3-11

［10］ Madden K, Hussain K, Tasker RC. Anticholinergic Medication Burden in Pediatric Prolonged Critical Illness: A Potentially Modifiable Risk Factor for Delirium［J］. Pediatric Critical Care Medicine, 2018, 19(10): 1.

［11］ Kagel L. Prepharyngeal dysphagia in Parkinson's disease［J］. Dysphagia, 1996, 11, 14-22.

［12］ Linde L M, Westover J L. Esophageal and gastric abnormalities in dysautonomia［J］. Pediatrics,［13］ Linde L M, Westover J L. Esophageal and gastric abnormalities in dysautonomia［J］. Pediatrics, 1962, 29(29): 303-306.

［13］ Logemann J. Evaluation and Treatment of Swallowing Disorders［M］. 1984.

［14］ Shanahan K . Chin-down posture effect on aspiration in dysphagic patients.［J］. Archives of Physical Medicine & Rehabilitation, 1993, 74.

［15］ Welch M V, Logemann J A, Rademaker A W, et al. Changes in Pharyngeal Dimensions Effected by Chin Tuck［J］. Archives of Physical Medicine and Rehabilitation, 1993, 74(2): 178-181.

［16］ Beukelman D, Ray P. Communication supports in pediatric rehabilitation.［J］. Journal of Pediatric Rehabilitation Medicine, 2010, 3(4): 279.

［17］ Listed N. Communication Access for Children: The Role of Augmentative and Alternative Communication Technologies and Strategies in Pediatric Rehabilitation［J］. J Pediatr Rehabil Med, 2010, 262(6): 247-250.

［18］ Costello J M. Last Words, Last Connections: How Augmentative Communication Can Support Children Facing End of Life, 2009.

［19］ Costello J M, Patak L, Pritchard J. Communication vulnerable patients in the pediatric ICU: Enhancing care through augmentative and alternative communication［J］. Journal of Pediatric Rehabilitation Medicine, 2010, 3(4): 289.

［20］ Costello, John. AAC intervention in the intensive care unit: The Children's Hospital Boston model［J］. Augmentative & Alternative Communication, 2000, 16(3): 137-153.

家庭机械通气患儿的
家庭社会心理支持

第七章

家庭机械通气患儿在居家的过程中，不仅生理照护方面与以往不同，正常生活、学习与社交等节奏也会被打乱，患儿心理与社会化进程受到较大影响。家长需根据患儿发展的不同阶段进行有针对性的教育。此外，除关注家庭机械通气患儿常见心理社会问题需求及应对策略外，也需重视家长的心理状态与社会功能，在进行评估后积极寻求各类社会支持以应对家庭机械通气治疗给家庭整体带来的挑战。

第一节 不同年龄段儿童的发展特征

心理学大师埃里克森的人格发展阶段理论为不同年龄段儿童的发展任务与主要挑战提供了指引，也为应对不同年龄段家庭机械通气患儿的心理社会问题提供依据（表7-1）。

表7-1 不同年龄段家庭机械通气患儿的发展任务及照护者行为建议

年龄阶段	主要任务和挑战	患儿与照顾者行为建议
婴儿期（0～1.5岁）	婴幼儿在生存本能上与照顾者产生依恋获得安全感	照顾者与婴幼儿产生安全的依恋关系是让婴幼儿获得安全感的重要步骤： • 需照顾者注意护理操作轻柔舒适减轻痛苦 • 给予言语及眼神互动 • 及时回应孩子吃喝拉撒睡等生理需求 • 准备一些安全的安抚玩具
儿童早期（>1.5～3岁）	孩子在儿童早期开始学习行为规范，决定"做什么"或"不做什么"	此时是训练孩子适应带管生活习惯的良好时机，家长要耐心和鼓励孩子： • 教给孩子如何配合造口护理和吸痰操作 • 如何发出身体不适求助信号 • 如何带管生活和行动等
学龄前期（>3～6岁）	学龄前孩子处于主动探究的活跃阶段，甚至会有冒险行为，家长不要过度紧张，也不要轻易批评和打断孩子	孩子正面的探索与行为，需要家长及时地正面反馈： • 身体受限但依然富有想象力与创造力，可鼓励孩子在安全适宜的环境中体验如音乐、诗歌、绘画、手工、运动等乐趣，培养兴趣爱好获得愉悦感

（续　表）

年龄阶段	主要任务和挑战	患儿与照顾者行为建议
学龄前期（>3～6岁）	学龄前孩子处于主动探究的活跃阶段，甚至会有冒险行为，家长不要过度紧张，也不要轻易批评和打断孩子	• 此时也可鼓励孩子对机械通气装置的探索，并学习自我照护技巧等，家长从旁给予支持和肯定
学龄期（>6～12岁）	学龄期孩子进入义务教育阶段，学校成为其学习与社交的重要场所，学业成就让孩子获得勤奋感，增强自信	尽量保持孩子在学习和社交方面的合理规律作息： • 家长根据孩子情况，制定合理的居家或学校学习目标，保持规律的学习生活 • 除同辈群体和亲友的互动，也可借助互联网、手语、信件等方式帮助孩子拓展社交
青春期（>12～18岁）	青春期的孩子生理变化明显，会从外貌形象与思维能力层面不断探索与定位自我	此时孩子可能有"我是谁？我活着的意义是什么？我要成为怎样的人？"角色困惑 • 需家长首先理清上述问题，然后陪孩子发掘其人生价值与意义，寻找生活动力与方向 • 可通过一些励志文学及电影作品帮助孩子获得答案（本章后附推荐影单、书单）

第二节　家庭机械通气患儿心理社会问题及应对策略

一、患儿问题及需求

由于治疗带来的身体外貌改变，无法用语言进行自我表达，无法就学导致同辈支持少等困难，儿童也许会有阶段性的失落、迷茫、自卑、消极、悲观等负面情绪，甚至有焦虑、抑郁、愤怒、偏执等负面情绪。患儿吸痰操作前会产生恐惧，甚至因疼痛或疾病不接纳，偶尔表现出较差的依从性，抗拒治疗与护理，大发脾气等。

二、应对策略

患儿偶尔出现上述情况很正常，照顾者需要关注并给予回应，不可以用冷漠或指责的方式来处置（表7-2）。

表7-2　家庭机械通气患儿心理社会问题应对策略

应对策略	具　体　建　议
肢体接触	用肢体接触的方式给予患儿安全感，如怀抱患儿、拍拍肩膀、摸摸头等，直接安抚患儿的情绪
语言回应	"我看到你的不开心、生气、难过、委屈了，想哭就哭吧，我在你旁边陪着你" "治疗是不舒服的，换我可能都没有你这么勇敢，我很心疼你" "让我来猜猜你不开心的原因，是因为……吗？是的话点点头告诉我，或者你写字、打字告诉我你的想法，好吗？"
行动探讨	"你希望我为你做些什么？这样（以往有效的安抚方式）会不会好一些？" "你还希望做些什么呀？我可以怎么帮助到你？"
转移注意	待患儿情绪稳定后，可以找合适机会引导患儿关注当下的生活、学习、兴趣、娱乐、社交等任务，通过玩耍娱乐或学习来转移负面情绪
辅助技术	游戏治疗、音乐治疗、正念疗法等，可以帮助患儿舒缓身心、放松减压、调整情绪，甚至达到缓解疼痛的作用
专业诊疗	如果患儿持续一段时间有严重的情绪和行为问题，超出家长安抚能力，需要心理科就医进行评估，必要时接受治疗

三、家庭机械通气照顾者常见心理社会问题需求及应对策略

1. 照顾者问题及需求

（1）照顾者缺乏专业照护知识和照顾信心。

（2）长期照顾易导致身心疲惫，担心患儿成长和社会融入，可能有内疚、自责、迷茫、质疑、愤怒、委屈、倦怠、逃避甚至焦虑、抑郁等负面情绪。

（3）家庭内部分工不明确。

（4）照顾者的社交隔离和社会支持薄弱。

（5）经济压力大，影响家庭正常运作与社会功能，甚至可能因经济原因放弃某些医疗服务。

2. 应对策略

自我觉察首先想，负面情绪要释放

了解未知焦虑散，调整认知是良方

家庭分工要做好，优势视角增希望

寻求帮助不迷茫，美好生活在前方

自我觉察首先想。与自己独处、对话。在安静、舒适的环境中感受身体不同部位的知觉，以独立的视角看到思绪的延展。

Q：我经常感到力不从心，身心疲惫。

A：我们常常照顾孩子和家庭，但忽略了自己的身心

状态。不妨借助工具来帮我们的身体进行表达：在人体图中（右图）标注自己不舒服的部位并加以描述；使用情绪词语卡片，挑选认为符合自己情绪状态的词语。并对自己说："谢谢双手，照顾孩子多亏你的勤劳付出，辛苦了！""偶尔的头疼是大脑提醒我该休息，我以前却忽略了，谢谢大脑，现在你可以暂时放空，好好休息，享受这段属于自己的自由的时间……"

负面情绪要释放。负面情绪的产生需要注意控制，另一方面已产生的负面情绪也需得到释放。个人在成长过程中通常会形成相对固定的行为模式，包括减压手段。

Q：我最近有时候会很低落，有时候又会很暴躁。

A：每个人都会有情绪不好的时候，我们不必过度压抑，适度释放情绪会让我们以更好的状态继续生活。我们可以向信任的人倾诉，跟他们聊天；可以选择自己喜欢的娱乐放松活动，如阅读、听音乐、运动、游戏、睡觉；也可以在专业人士的指导下，进行正念放松，体验减压活动等。

了解未知焦虑散。患儿与家庭成员心理压力部分来自对治疗、护理过程的不理解、不接纳，以及对未来发展不确定的失控感和迷茫，引发焦虑、紧张、恐惧等。可使用通俗易懂或儿童友好的语言，耐心讲解治疗与护理过程，必要时可采用医疗游戏治疗的辅助方式，协助患儿理解"为什么""怎么做""以后会怎么样"或通过绘本等辅助方式提前对患儿进行生命教育；可尝试罗列未来可能遇到的问题与解决方案，并提前准备相应辅助工具。

Q：其他小朋友问孩子是不是哑巴，怎么脖子带着东西还不会说话。

A：告诉孩子："同学们可能是在关心你，他们没有学习过气切和机械通气，我们可以来告诉他们。我们一起制作机械通气科普小卡片，同时写上'我最近不方便说话，但我能做手势和写字/打字，只是有些慢，你愿意跟我玩吗？'这样同学们有疑问的时候，你就可以把小卡片递给他们进行交流啦！"

调整认知是良方。家长可以向信任且可以提供正向支持的人倾诉和交流，比如对医护人员、社工表达对疾病、治疗、护理与当下生活及未来的看法，肯定合理认知，辨识不合理信念并及时调整，增强生活信心。

Q：为什么这样的事情偏偏会发生在我们家呢？
A：事件对个人的影响并不是直接由事件本身决定，而是取决于我们对这件事的看法。有很多家庭也遇到了类似不顺心的事情，并不是只有我们家庭在经历这些苦难。相比于其他还在求生存的人来说，我们是他们眼中的"幸运儿"。当然所有人都希望能够平安顺遂，这是我们的美好愿望，但当苦难来临时我们也不畏惧，与其消沉、质问，不如关注当下，看看我们的家庭正在勇敢面对这一切，正在积极应对，我们看到的是一个团结、坚韧的家庭。

家庭分工要做好。良好的家庭分工可以有效提高家庭照顾的成效，混乱无序或不合理的家庭分工会给部分家庭成员造成巨大身心压力，不利于家庭成员的身心健康和家庭功能的正常运转。

Q：我觉得自己像是生活的奴隶，背着重重的石头，后面还有人拿鞭子在赶。石头压得我喘不过气，但我不敢放下，也不敢停。

A：家人是我们最强有力的支持，觉得很累的时候，不妨向家人倾诉，并告诉他们："我现在有些扛不住了，需要你们的支持，我们可以再商量一下怎么分工吗？或者还有什么办法可以缓解一些压力？我想跟你们讨论商量。"

优势视角增希望。优势视角指的是关注人的内在能量与优势资源。通过优势视角转换，可以促使心态从"只有半杯水"到"还剩半杯水"的积极改变，不执着于痛苦与失去，而专注在拥有和希望，并发掘未曾关注到的现有资源优势。

Q：我的孩子不能像其他小朋友那样正常生活了。

A：患儿虽然需要携带仪器生活，但作为一种先进的且正在发展的辅助治疗手段，气管切开挽救了患儿的生命，避免了更严重的伤害。虽然患儿暂时无法说话，但肢体行动受限不大，还可以通过手势、手语、手写及互联网信息等方式进行沟通。

寻求帮助不迷茫。个体与家庭在遭遇困境的时候需要更多资源支持以渡过难关，也就是通俗的"找帮手"。

Q：我觉得好难好难，我们家就像被世界抛弃了一样，我们在绝望呐喊却没有人在意。

A：虽然我们已经很努力，但个人和家庭的能量确实是有限的，我们可以尝试去找"帮手"。我明白，对外发出求救信号，有时需要一些勇气，但提出需求寻求帮忙不是一件丢人的事，这不代表我们需要放下尊严。我们可以寻找亲友的支持，可以求助医护、心理、社工等专业人士，也可以询问儿童福利体系、社区等是否有资源，这是我们的权利，也是我们对抗挑战的智慧。

第三节 / **家庭机械通气患儿的社会支持**

由于儿童自身改善环境的能力有限，在解决问题时，需以家庭为单位，协助暂时受创的家庭获得有效资源以改善社会功能失调的困境，提高社会支持，促进社会融入（图7-1，表7-3）。

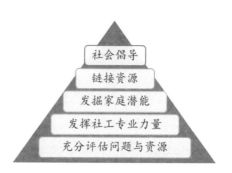

图7-1　社会支持服务

表7-3　家庭机械通气患儿社会支持策略

应对策略	具体建议
充分评估问题与资源	家庭结构图与生态系统图是评估家庭与生活环境现状的有效工具。以下图举例，说明该家庭结构中存在患儿父亲角色与功能的缺失，优势在于其他家庭成员的支持及社区资源较多。在保持家庭与社区互动优势的基础上，需鼓励引导患儿父亲积极参与家庭分工，承担一部分患儿照护的家庭责任。

（续　表）

应对策略	具 体 建 议
	使用各类量表可以较为精准地评估家庭问题与资源。例如，社会支持评定量表、社会功能量表、日常生活能力量表等
发挥专业社会工作力量	社会工作者作为专业服务人员，可运用专业评估与工作方法协助家庭机械通气儿童与家庭确定并解决诸多问题。社会工作者可在微观层面为家庭提供心理疏导、认知调整、家庭治疗等个案服务；中观层面可开展病友小组工作，搭建支持互助平台与网络；宏观层面为家庭链接资源，呼吁社会关注与融入接纳等
发掘家庭潜能与优势	每个家庭都有应对风险的能力，当面对疾病时，家庭原有问题和优势资源都会更加凸显。需鼓励并引导家庭成员之间进行正向的情感和需求表达，形成良好的家庭互动与沟通模式，促进家庭成员之间相互扶持与鼓励，充分发掘家庭内部资源与优势，必要时协助家庭在对家庭机械通气患儿照护与教育等方面进行家庭分工
链接各类社会资源	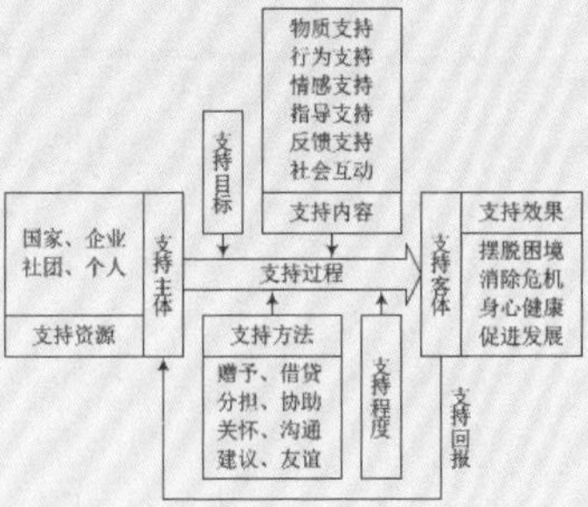 上图为社会支持框架。良好的社会支持保障可以改善家庭机械通气患儿及家庭成员的心理健康与社会功能。必要时需协助家庭链接社区照顾资源，强化家庭照顾能力，改善社会功能，提高生活质量 可链接的资源主体主要有国家、企业、社团、个人四大类，包括但不限于： • 政府部门及相关单位 • 爱心企业 • 基金会 • 社会服务组织 • 病友团体 • 互助团体 • 亲友

（续　表）

应对策略	具　体　建　议
链接各类社会资源	<ul><li>邻里</li><li>社区工作者</li><li>医疗护理人员、社会工作者、临床心理医生、教师、语言治疗师等各类专业人员</li><li>志愿者</li></ul>可链接的资源内容包括但不限于：<ul><li>医疗与照护信息</li><li>康复服务</li><li>事务协办</li><li>经济救助</li><li>物质支持</li><li>心理疏导</li><li>学业辅导</li><li>陪伴服务</li></ul>
倡导社会关注与接纳	社会政策与公众认知对家庭机械通气儿童的社会功能影响重大。积极有效的政策支持，包括医疗保险政策、教育政策、社会服务政策等，都可很大程度上缓解家庭压力，完善社会功能。促进社会公众对疾病与治疗的认识，避免"污名化"，消除患儿与家庭的病耻感同样重要。需积极向社会公众进行相关科普与倡导，促进学校、社会对家庭机械通气儿童的关注与接纳

参考文献

［1］顾东辉.社会工作概论［M］.上海：复旦大学出版社，2008.

［2］艾森克，基恩著，高定国等译.认知心理学［M］.上海：华东师范大学出版社，2009.

［3］吴谨准，沈彤.儿童家庭机械通气治疗［J］.中国实用儿科杂志，2021，36（03）：174-178.

［4］张永红.喉癌术后患儿负性情绪的影响因素分析及心理护理干预后对比分析［J］.国际检验医学杂志，2018，39（A01）：3.

［5］郑迎，王文超，张燕红，等.气管切开患儿延续性护理研究进展［J］.护理学报，2017，24（20）：29-33.

［6］何云景，刘瑛，李思杨.支持理论的基本元素与基础框架模型的研究——基于管理理念创新的视角［J/OL］.（2013-3-28）.http://www.cssn.cn/bwsf/bwsf_xslwz/201310/t20131022_446845.shtml#.